Lucia A. Fischer

Magic Touch

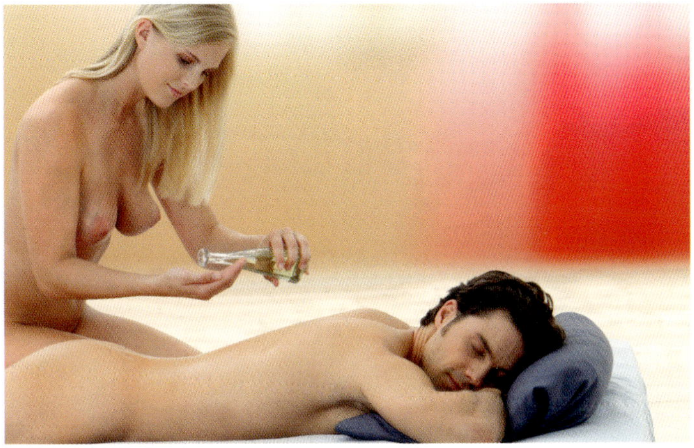

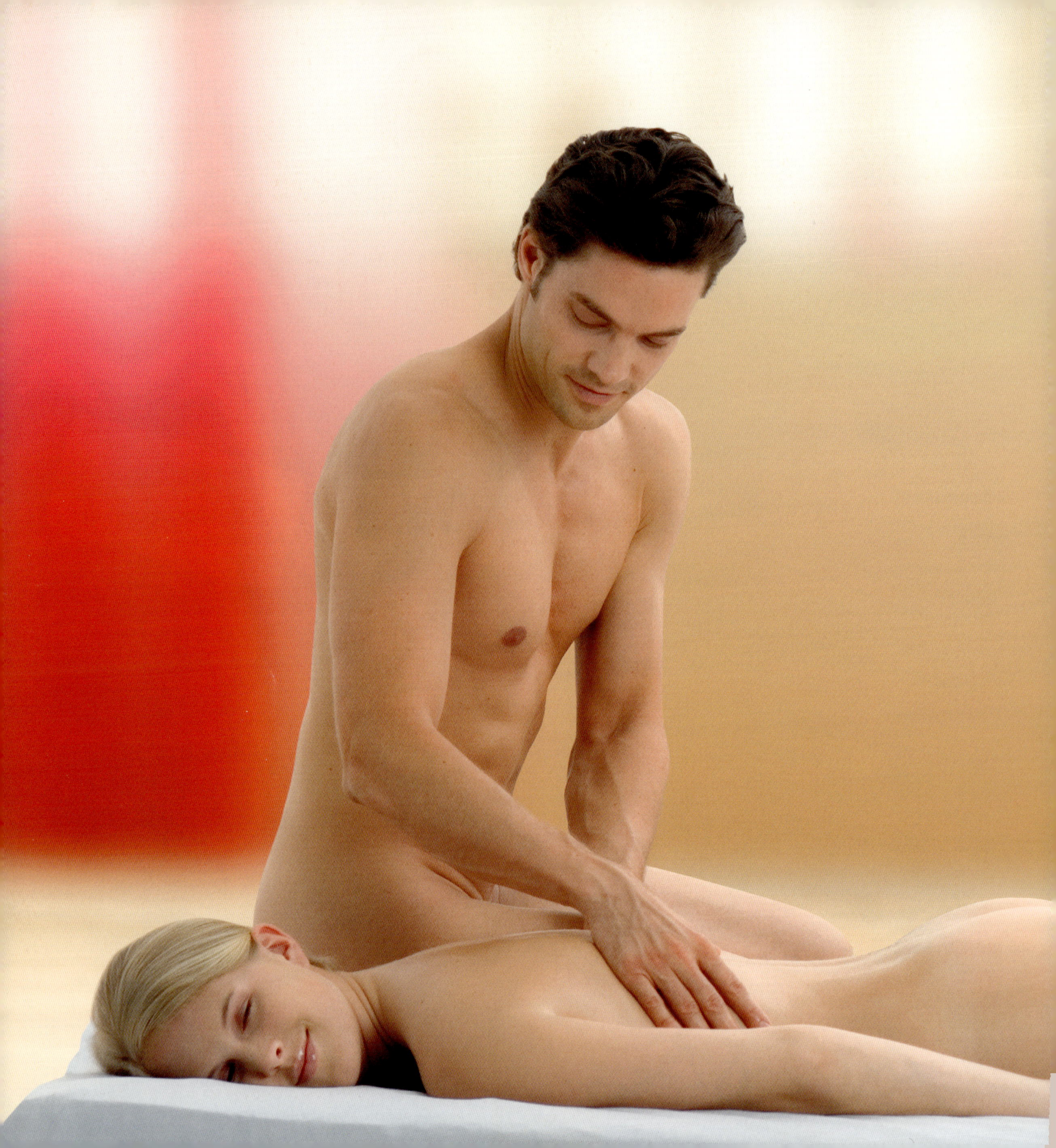

LUCIA A. FISCHER

Magic Touch

Erotische Partnermassage

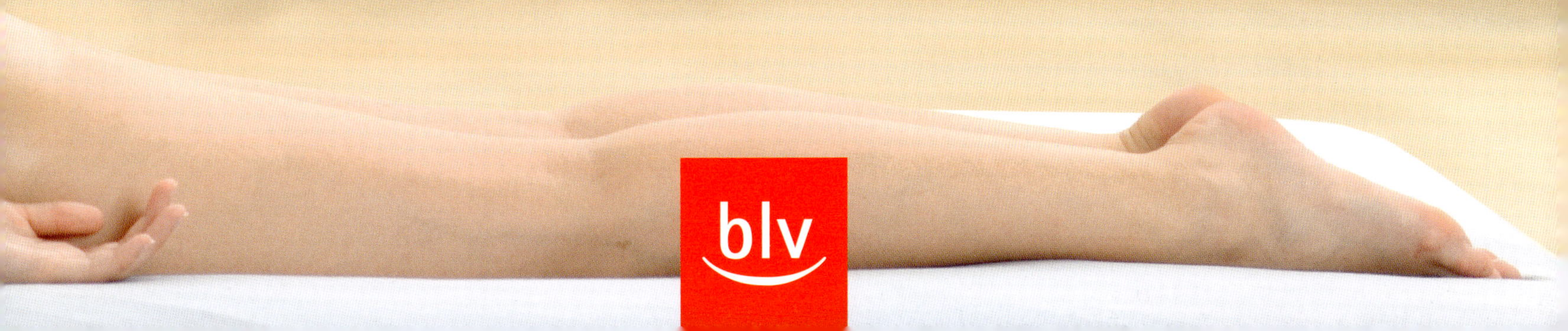

Inhalt

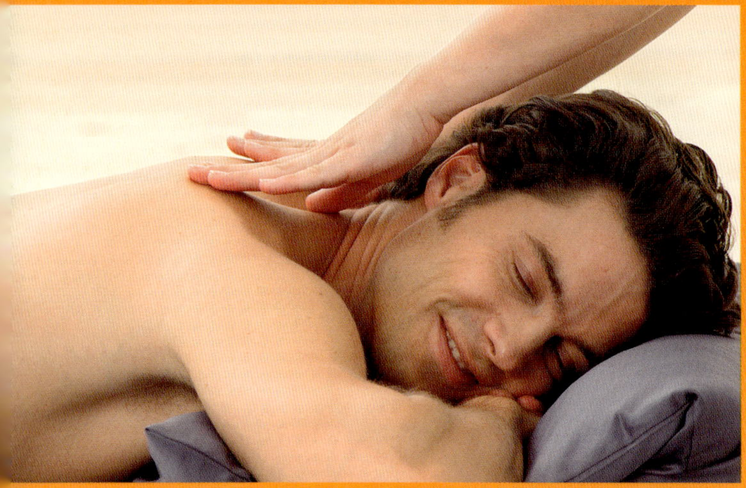

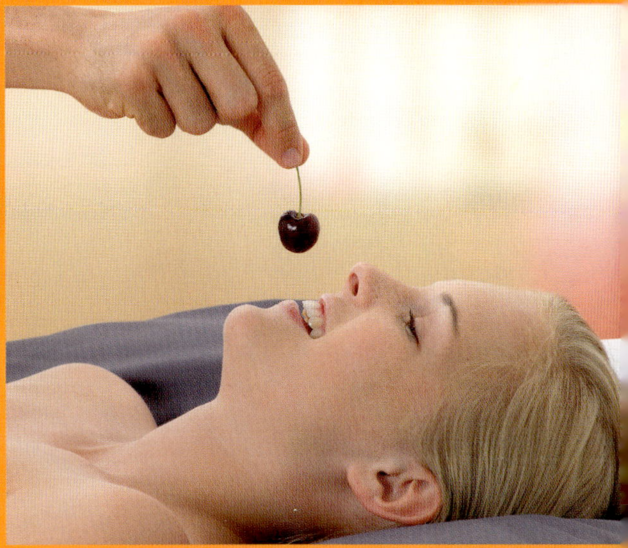

Mit Händen Liebe schenken

Die Massage ist eine der ältesten Heilbehandlungen der Menschheit und ihre Wirksamkeit wird von modernen Untersuchungen immer wieder aufs Neue bestätigt. Wer bei Massagen nur an Rückenschmerzen oder einen verspannten Nacken denkt, lässt sich jedoch einiges entgehen: Massagen sind immer auch eine wichtige Methode gewesen, um zwischenmenschliche Beziehungen zu pflegen. Mütter massieren ihre Babys, Kinder wünschen sich instinktiv liebevolle Streicheleinheiten für jedes kleine Wehwehchen und in vielen Kulturen sind kurze Kopf-, Fuß- oder Schultermassagen unter Familienangehörigen oder Freunden ein ganz natürliches Zeichen von Verbundenheit und Aufmerksamkeit.

Am intensivsten ist die verbindende Wirkung der Massage jedoch zwischen zwei sich liebenden Partnern. Körperlichkeit ist ein wesentliches Element in jeder Liebesbeziehung. Eine liebevolle Massage ist eine wunderbare Möglichkeit, das Zusammenspiel unserer Körper bewusst zu erleben – meist sogar bewusster als beim Sex, wo der Körper ja meist schnell die Führung übernimmt. Bei einer ausgiebigen Massage können Sie den Körper Ihres Partners oder Ihrer Partnerin von Kopf bis Fuß genau kennenlernen, seine sensiblen Bereiche entdecken und herausfinden, wie er auf verschiedenste Berührungen reagiert.

Die Massage unter sich liebenden Partnern hat sich in vielen Kulturen zu einer eigenen »Kunst« entwickelt, die von medizinischen Massagegelehrten jedoch oft gar nicht als Massage anerkannt wird.

Die Partnermassage – so erotisch sie auch sein mag – hat mit einer therapeutischen Massagebehandlung aber trotzdem viele Gemeinsamkeiten: Sie bedient sich weitgehend derselben Massagetechniken, steigert auf einfachste Weise das Wohlbefinden, löst die Ausschüttung der gleichen entspannenden und stressreduzierenden Hormone aus und kann genauso Verspannungen und Schmerzen lindern.

Darüber hinaus hat sie eine äußerst positive Wirkung auf die Partnerschaft selbst: Bei Paaren, die sich regelmäßig mit erotischen Streicheleinheiten beschenken, wird die Beziehung noch inniger und intensiver, das gegenseitige Vertrauen zueinander wächst, die Partner fühlen sich in ihrer Liebe bestärkt und erwidert und nicht zuletzt erleben sie auch auf sexueller Ebene neue Dimensionen der Sinnlichkeit.

Sie möchten Ihren Partner oder Ihre Partnerin von Kopf bis Fuß verwöhnen, Ihrer Liebe zärtlich Ausdruck verleihen, Ihre Beziehung pflegen und mit neuem Leben erfüllen? Dann ist die erotische Partnermassage genau das Richtige für Sie. Die Kunst, einem geliebten Menschen Entspannung und Wohlbefinden zu schenken, wird nicht ohne Grund schon seit Jahrtausenden im Osten wie im Westen gepflegt: Liebevolle Massagen lassen Ihre Hände zu einem Werkzeug des Vertrauens und der Geborgenheit werden. Sanfte, wohltuende Berührungen sagen mehr als tausend Worte – und mit Hilfe der Anregungen und konkreten Massageanleitungen, die Sie in den folgenden Kapiteln finden werden, können Sie die Kunst der Massage kultivieren – nicht nur in Form von Ganzkörperbehandlungen, sondern auch in Form kurzer »Massage-Quickies« für zwischendurch.

Dieses Buch bietet Männern und Frauen viele Möglichkeiten, sich gegenseitig zu verwöhnen und dabei auch Alltagsprobleme wie Verspannungen, Schmerzen oder Stress zu lindern. Der besseren Lesbarkeit halber, habe ich mich auf den folgenden Seiten auf die Verwendung der neutralen Bezeichnung »Partner« beschränkt. Ob Leser oder Leserin, Massierende oder Massierender, Massierter oder Massierte – bitte fühlen Sie sich in gleicher Weise angesprochen und entdecken Sie, wie Sie Ihrem Partner mit Händen Liebe schenken können und wie jede noch so kleine Berührung Nähe vermittelt.

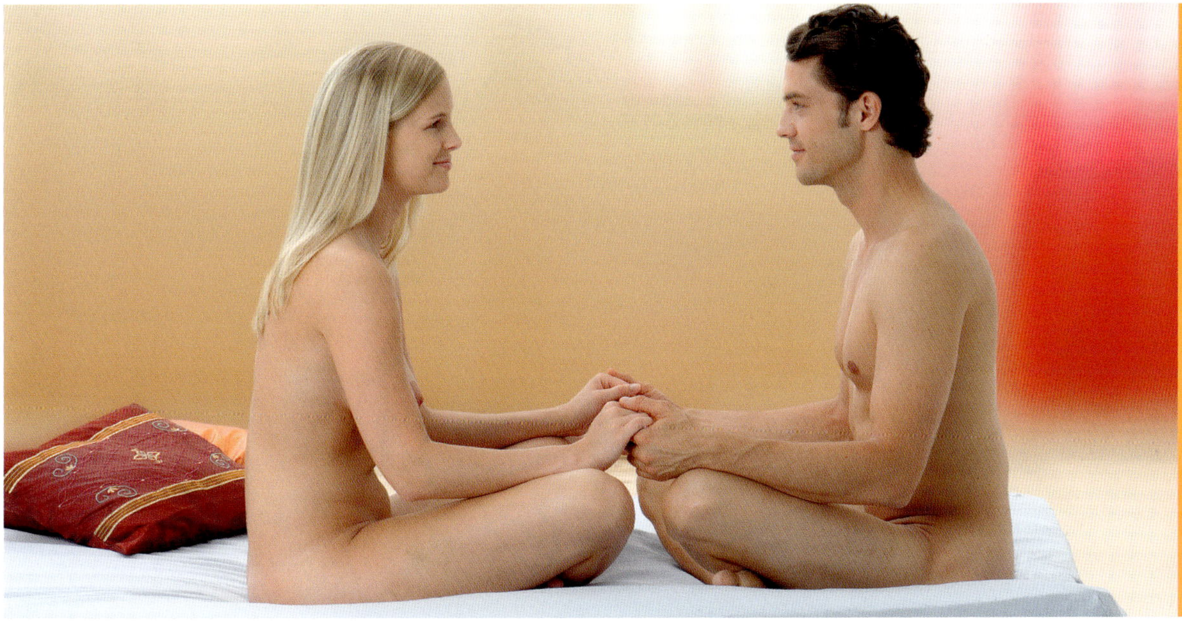

Berührungen sind Balsam für die Liebe.

Erotische Massage

für Vertrauen und Geborgenheit

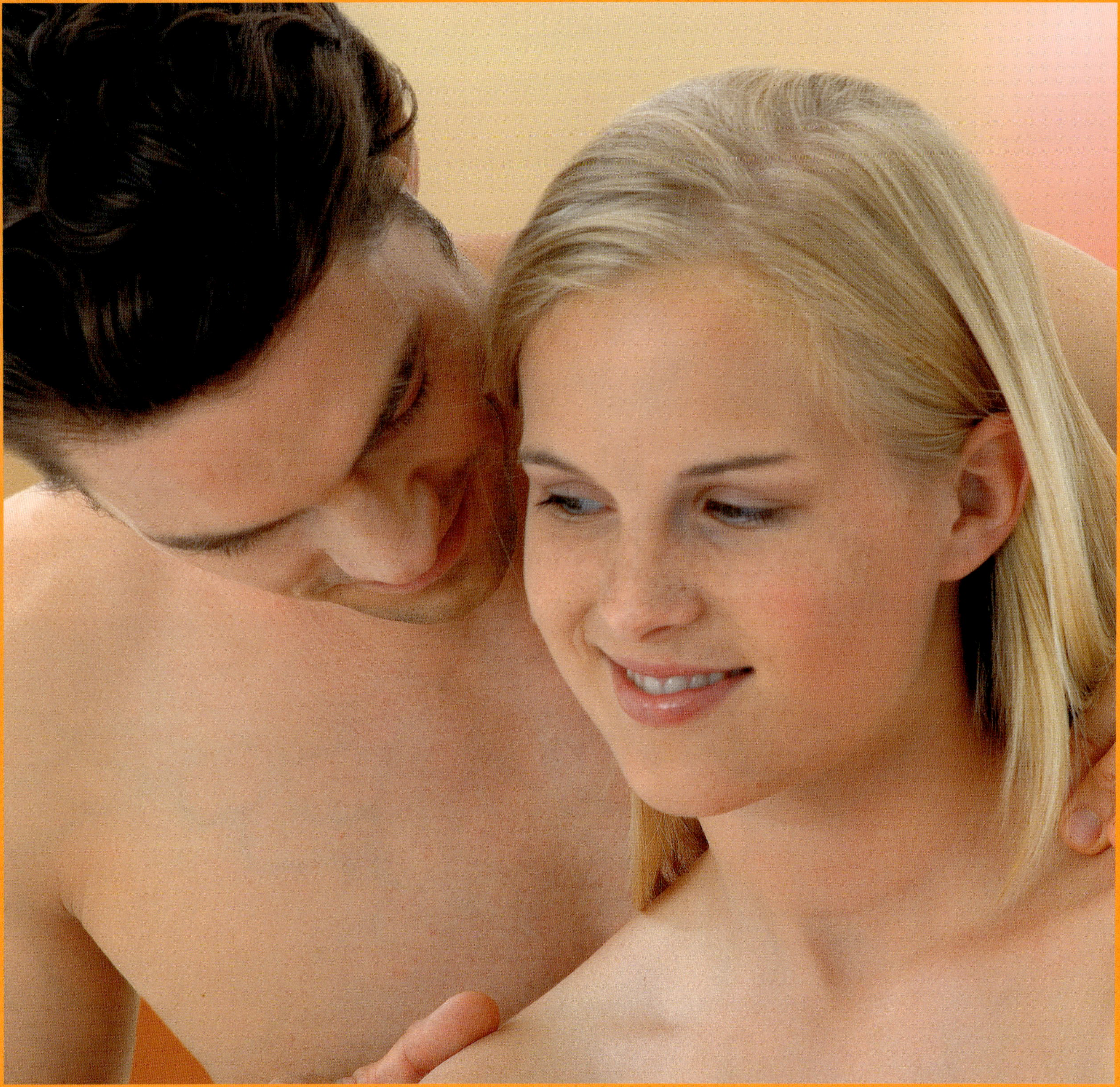

Die (gemeinsame) Entdeckung der Sinnlichkeit

Sinnlichkeit ist eine Kunst: die Kunst, die Zweisamkeit mit allen Sinnen zu genießen, Zärtlichkeiten auszutauschen und gemeinsam mit unserem Partner ganz in einen wunderbaren Augenblick einzutauchen, der uns die Welt dort draußen für eine Weile vergessen lässt.

Sinnlichkeit ist dabei keineswegs auf die Sexualität beschränkt. Wer stets mit wachen Sinnen durchs Leben geht, in sich ruht und auf all die schönen Eindrücke achtet, die ihn Tag für Tag umgeben, macht die Sinnlichkeit zu einem Teil seines Wesens und kann eine Quelle der Kraft und Ruhe in ihr fin-

Sinnlichkeit weckt die Lebensfreude.

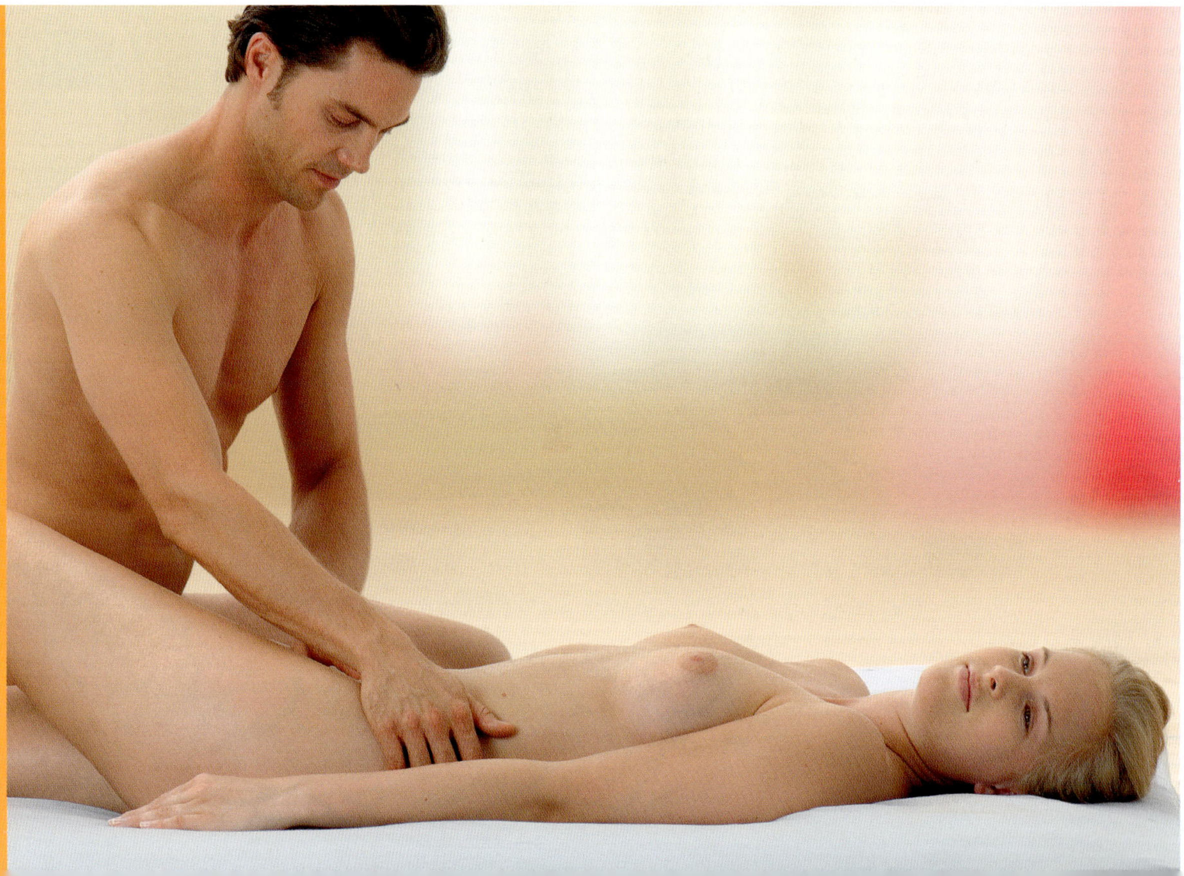

den. Der Duft der Blüten am Wegesrand, das Zwitschern eines Vogels, die Klänge schöner Musik können unsere Sinne ansprechen und die Sinnlichkeit wecken, die in jedem von uns ruht.

Keine Sinnlichkeit ohne Berührung

Am intensivsten erwacht die Sinnlichkeit jedoch zum Leben, wenn wir die Berührung eines geliebten Menschen spüren. Sinnlichkeit ist die Grundlage der Erotik und ohne die sinnliche Lust am Berühren und Berührtwerden ist Sex kaum mehr als ein körperlicher Automatismus.

Viele Paare klagen nach einer Weile des Zusammenlebens über mangelndes sexuelles Interesse aneinander oder darüber, dass die Erotik irgendwo zwischen Alltag, Kindererziehung und Karriereplanung verloren gegangen ist. Oft ist es aber nicht die Lust, die Anziehungskraft oder gar die Liebe, die ihnen abhanden gekommen ist, sondern die Sinnlichkeit, die uns in der ersten Phase der Verliebtheit ganz automatisch verrückt nacheinander macht.

Wenn wir frisch verliebt sind, halten wir es nur schwer ohne die Nähe unseres Partners aus und können kaum die Augen von ihm lassen. Wir wollen ihn sehen, berühren, spüren, dass er wirklich da ist und unsere Liebe erwidert. Und wir lieben den Duft seiner Haut, den Geschmack seiner Küsse und den Klang seiner Stimme.

Zu Anfang sorgt unsere Verliebtheit ganz von alleine dafür, dass wir die Liebe mit allen Sinnen genießen. Wenn wir uns mit der Zeit stärker aneinander gewöhnen, vergessen wir diese Sinnlichkeit aber immer öfter und die Liebe erscheint uns nicht mehr so intensiv, wie sie es früher einmal war. Dann verwechseln wir die fehlende Sinnlichkeit manchmal mit fehlender Liebe. Aber eigentlich leiden wir nur darunter, dass wir den sinnlichen Kontakt zu unserem Partner verloren haben.

Entdecken Sie Ihre Liebe neu

Die Partnermassage ist ein hervorragender Weg, diese Sinnlichkeit in uns wiederzuentdecken und unserer Liebe neue Energie zu verleihen. Sie wird die erotische Seite Ihrer Beziehung beflügeln und neuen Schwung in das tägliche Einerlei bringen.

Eine liebevolle Massage kann für die nötige Entspannung sorgen, um die gemeinsamen Stunden erst wirklich genießen zu können. Sie kann Lust auf mehr machen und darauf vorbereiten, sich noch viel intimeren Berührungen hinzugeben.

Das Schönste an der Partnermassage ist jedoch, dass sie die Verbundenheit zwischen zwei Menschen ausdrückt und stärkt. Indem wir uns ganz der Berührung hingeben, öffnen wir uns füreinander und entdecken gemeinsam neue Ebenen der Sinnlichkeit.

Das größte Geheimnis der Sinnlichkeit ist, dass wir sie im Lauf der Zeit immer weiter erkunden und vertiefen können. So hilft sie uns, unsere Liebe jung und lebendig zu erhalten und immer wieder aufs Neue den Magnetismus zu erleben, der zwischen uns und unserem Partner besteht. Wichtig ist nur, dass wir den ersten Schritt tun – und dazu genügt schon eine 5-Minuten-Massage.

Massage – Heilmittel für Körper und Seele

Die wichtigsten Massagewirkungen auf einen Blick

- Haut und Bindegewebe entspannen sich.
- Die Muskeln werden entkrampft.
- Schmerzen in Muskulatur und Gelenken werden gelindert.
- Die Durchblutung im massierten Bereich wird gesteigert.
- Das Gewebe wird entschlackt, der Zellstoffwechsel verbessert sich.
- Das Immunsystem wird gestärkt.
- Stresshormone im Körper werden reduziert.
- Psychische Spannungen verringern sich, Ängste werden gelöst.

Massage ist eines der einfachsten und ältesten Heilmittel, die es gibt. Die sanfte Berührung durch einen wohlmeinenden Menschen kann trösten, aufmuntern, neue Kräfte wecken und sogar Schmerzen lindern. Dafür sind oft nicht einmal spezielle Massagetechniken nötig.
Sicher haben auch Sie schon erlebt, wie gut es tut, liebevoll gestreichelt oder umarmt zu werden. Und jedes Kind weiß, dass es das beste Mittel gegen kleine Wehwehchen ist, wenn man von Mami in den Arm genommen und die schmerzende Stelle sanft gestreichelt wird.
Die schmerzlindernde und beruhigende Wirkung entsteht hierbei nicht so sehr durch die Art der Berührung, sondern vielmehr dadurch, dass überhaupt eine Berührung stattfindet.

Berührung kann heilen

Die Wissenschaft hat inzwischen herausgefunden, wie wichtig Berührungen für unser psychisches und physisches Wohlbefinden sind. Massagetherapeuten der verschiedensten Kulturkreise wissen dies schon seit Tausenden von Jahren.
Nicht umsonst gibt es auf allen Kontinenten in ganz unterschiedlichen Kulturen individuelle Massagetraditionen, die alle auf der heilsamen Wirkung von Berührung basieren.
Sowohl in westlichen wie auch in östlichen Massagetraditionen spielen neben der Berührung selbst meist auch die Verwendung besonderer Öle und die entspannende Atmosphäre eine große Rolle. Dies verstärkt die heilsamen Wirkungen auf die Seele.
Gleichzeitig werden durch bestimmte Massagetechniken verschiedene körperliche Wirkungen hervorgerufen. Je nach Art der Massage kann sie entspannen oder anregen, das Gewebe kräftigen oder entschlacken und durch Reflexbögen zwischen bestimmten Körperregionen und Organen kann sich die Massage weit über den behandelten Bereich hinaus auswirken.
Am direktesten wirkt die Massage im jeweils behandelten Bereich: Die Durchblutung wird gesteigert, der Zellstoffwechsel kommt in Schwung und das Gewebe wird entschlackt. Dabei entspannen sich Haut und Bindegewebe ebenso wie die darunterliegenden Muskeln.
Durch die Lockerung der Muskulatur können sich Verspannungen lösen und Schmerzen in den Muskeln und den angrenzenden Gelenken werden gelindert.

Entspannung für Körper und Geist

Von regelmäßigen Massagen kann der gesamte Körper profitieren. Massagen wirken sich positiv auf das vegetative (unbewusste) Nervensystem aus, das die Funktionen der inneren Organe steuert. Sie können das Immunsystem stärken. Und sie reduzieren die Menge der Stresshormone im Blut, während sie gleichzeitig für die Ausschüttung des schmerzstillenden, stressreduzierenden Hormons Oxytocin sorgen. Oxytocin verstärkt die entspannende Wirkung der Massage, es hilft dabei, Ängste abzubauen und psychische Spannungen zu lösen. So wirkt eine gute Massage also immer auf beide Ebenen – seelische Belastungen werden gelöst und zugleich wird der Organismus gestärkt.

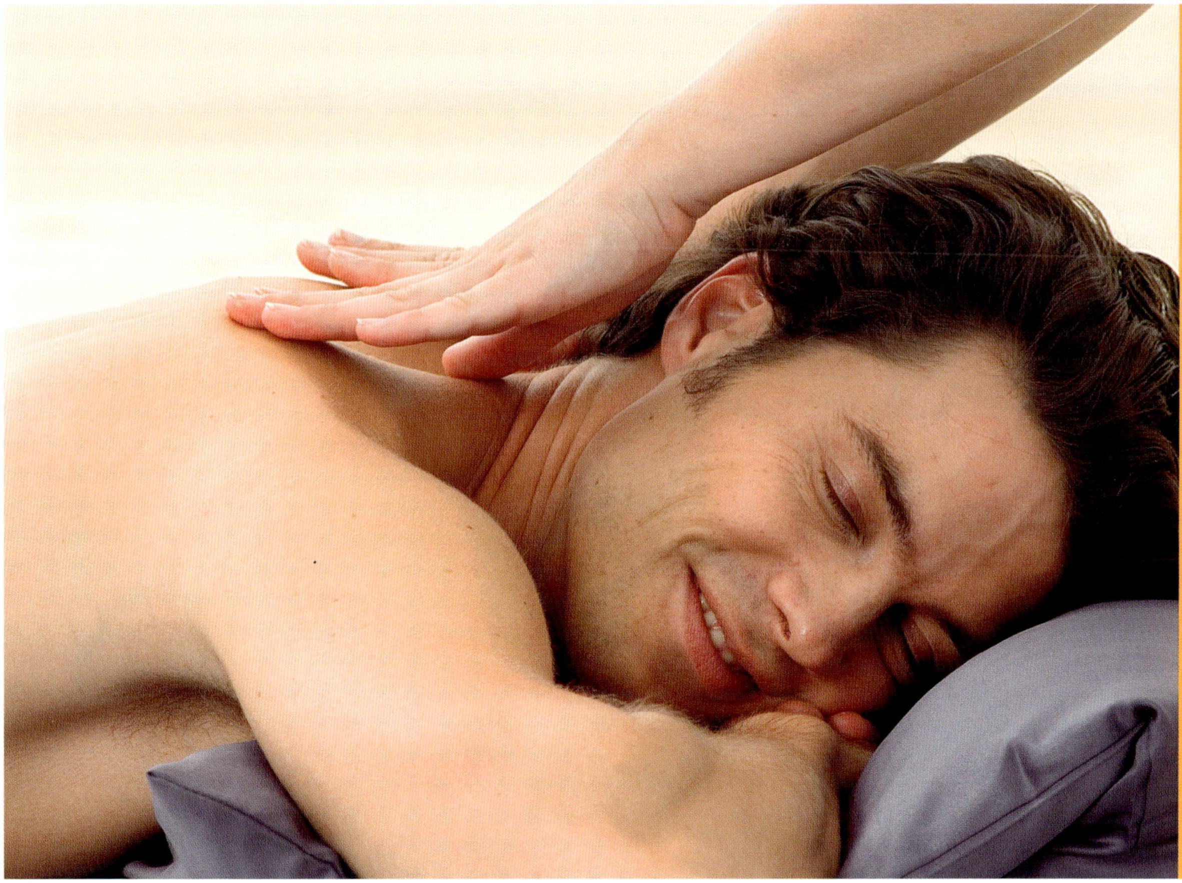

Schon kleine Berührungen wirken Wunder.

In guten Händen: Berührungen für die Zweisamkeit

Nehmen Sie sich Zeit für Streicheleinheiten.

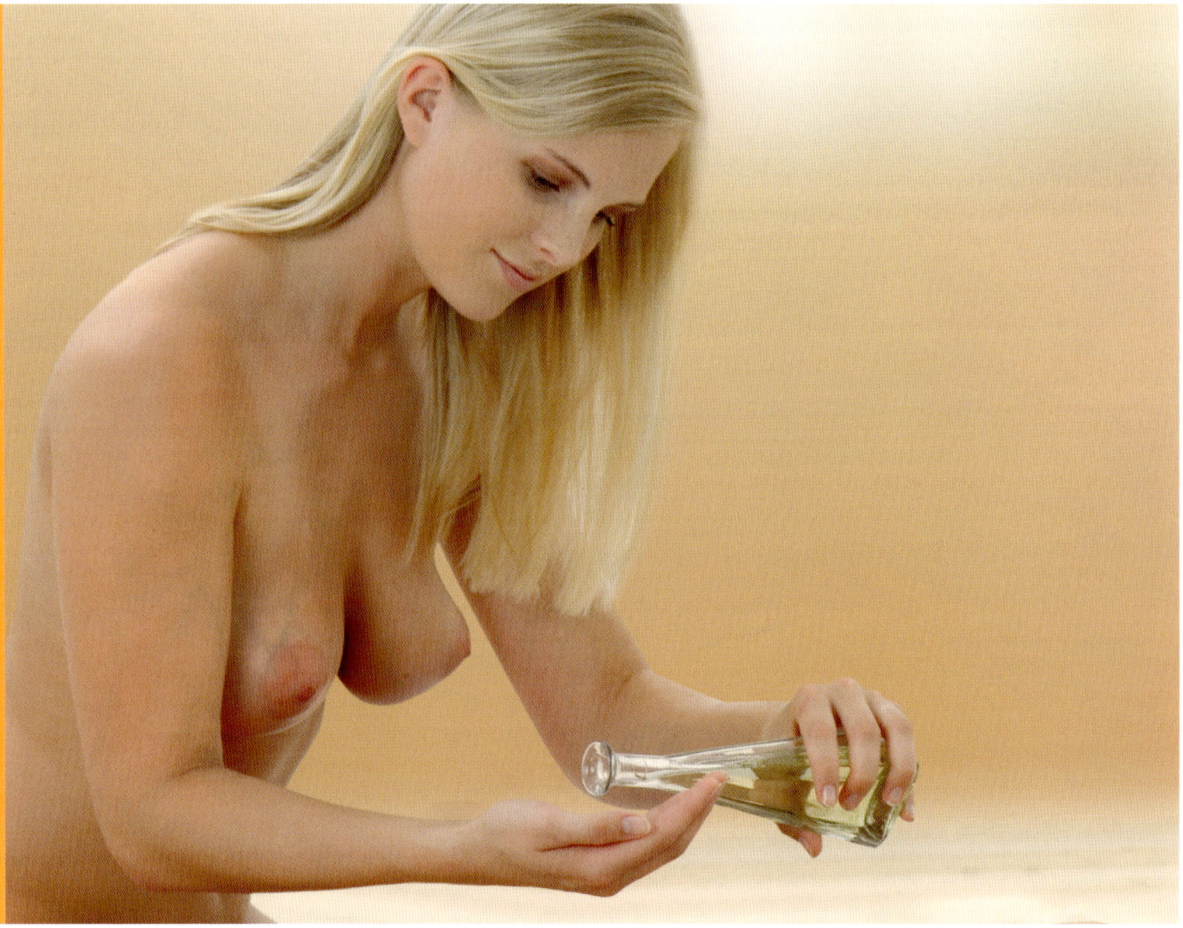

Jede Massage kann Entspannung schenken – wenn wir uns in den Händen des Massierenden wohl und geborgen fühlen. Wenn wir uns jedoch ganz darauf einlassen, kann eine wohltuende Massage auch die seelische Nähe zu demjenigen fördern, der uns massiert. Bei rein gesundheitsorientierten Massagen beim Masseur oder Physiotherapeuten wird dieser Aspekt sicher keine Rolle spielen, bei der erotischen Partnermassage aber sehr wohl.
Die Partnermassage gibt Liebenden die Möglichkeit, ihre Körper von Kopf bis Fuß kennenzulernen und jeden Zentimeter davon mit zärtlichen Berührungen zu verwöhnen. Beim Massieren können Sie den Körper Ihres Partners Stück für Stück genau erkunden. Und Sie können Ihrem Partner zeigen, wie groß Ihr Vertrauen zu ihm ist, indem Sie sich ihm bei der sinnlichen Massage vollkommen anvertrauen.

Von Kopf bis Fuß verliebt ineinander

Nur durch liebevolle, zärtliche Berührungen können wir auch körperlich voll und ganz die Liebe unseres Partners spüren. Küsse, Umarmungen und Streicheleinheiten haben schon deshalb eine so große Bedeutung für uns, weil sie deutliche Signale unserer Zuneigung sind.
Zwar sind es oft vor allem Frauen, die ihrem Wunsch nach solchen Berührungen deutlich Ausdruck verleihen. Aber auch Männer spüren, dass zärtliche Berührungen wichtig sind, auch wenn sie es oft nicht gewohnt sind, ihrem Bedürfnis danach auch nachzugeben.

Oxytocin – der Hormonkick für die Liebe

Das Hormon Oxytocin war lange vor allem dafür bekannt, dass es die Geburt beschleunigt und die Milchbildung fördert. Inzwischen haben Wissenschaftler jedoch herausgefunden, dass es ein wahres Multitalent ist: Oxytocin hilft bei der Stressbewältigung und bei der Bewältigung von Ängsten, es lindert Schmerzen und unterstützt Wachstums- und Heilungsprozesse.

Noch viel wichtiger ist aber sein Einfluss auf zwischenmenschliche Bindungen: Es fördert sowohl die intensive Mutter-Kind-Bindung als auch die tiefe Verbundenheit, die ein Liebespaar zu Partnern fürs Leben machen kann.

Das Wunderbare daran ist, dass Oxytocin neben der Geburt und beim Stillen vor allem beim Austausch von Zärtlichkeiten und beim Sex ausgeschüttet wird – und durch die streichenden, rhythmischen Berührungen während einer Massage. Wissenschaftler interpretieren inzwischen eine Reihe der wohltuenden Wirkungen von Massagen als Ergebnis dieser Oxytocin-Ausschüttung.

Was das für die Partnermassage bedeutet? Ganz einfach: Zum einen liefert es die wissenschaftliche Erklärung dafür, dass die Massage nicht nur für Körper und Seele eine wahre Wohltat ist. Und zum anderen zeigt es, dass Sie mit regelmäßigen Massagen ganz effektiv Ihre Partnerschaft stärken und Ihre Liebe zueinander vertiefen – und dabei auf die Hilfe eines ausgesprochen verbindenden Hormons vertrauen können, das schon für die Mutter-Kind-Bindung eine entscheidende Rolle spielt.

Bei der Partnermassage können wir die Sehnsucht nach Berührung von ganzem Herzen ausleben. Und während wir uns gegenseitig Aufmerksamkeit und Zärtlichkeit schenken, wächst mit jeder Massage die Innigkeit unserer Liebe zueinander.
Übrigens ist die Scheidungsrate bei Paaren, die sich häufig berühren, sehr viel niedriger als bei Berührungsmuffeln. Noch ein Grund, öfter einmal Hand anzulegen!

Geschichte

Kurze Geschichte der erotischen Massage in Ost und West

Die Kunst der Massage ist Jahrtausende alt. Schon lange vor unserer Zeitrechung waren Streichen, Reiben und Drücken wichtige Bestandteile von Heilbehandlungen. Erste konkrete Handgriffe finden sich in chinesischen Schriften aus dem 3. Jahrtausend v. Chr. Aber auch aus den Lehren des indischen Ayurveda sind ähnlich alte Zeugnisse bekannt. Von China und Indien aus hat sich die Massagekunst im ganzen asiatischen Raum ausgebreitet; auch die Grundlagen der Thai- und der Shiatsu-Massage stammen von dort.

Asien – die Wiege der Massagekunst

In Indien, dem Ursprungsland der Tantra-Massage, hat wohl auch die Verwendung spezieller Duftöle ihren Ursprung. Mit Kräutern versetzte und aromatisierte Ölmischungen gehören seit jeher zu den traditionellen indischen Behandlungsmethoden.
Neben den Lehren des Tantra zeugt auch das Kamasutra, das älteste erhaltene Lehrbuch der Liebeskunst, von der enormen Bedeutung, die Erotik und Sinnlichkeit im alten Indien hatten.
Auch im alten Ägypten waren Massagen mit aromatischen Salben bekannt. Die Kosmetik und damit auch die Verwendung von Ölen spielte in Altägypten eine besonders große Rolle. Die Schönheit und Vollkommenheit der äußeren Erscheinung war als sichtbarer Ausdruck des inneren Wohlbefindens bedeutsam – Körper und Seele wurden als gleichwertig betrachtet. Wer es sich leisten konnte, verwendete viel Zeit und Geld auf die Pflege seines Körpers – ob durch Kosmetik, Haarpflege oder Massagen, die sowohl heilsamen als auch erotischen Charakter haben konnten.
In Europa finden sich die frühesten Hinweise auf die Kunst der erotischen Massage in Griechenland. Die Göttin Aphrodite wurde damals als Göttin der Liebe, Schönheit und Sinnlichkeit verehrt. Ihr wurde auch das Wissen um die sexuell anregende Wirkung mancher Pflanzen zugeschrieben. Dies spiegelt sich noch heute in dem Begriff »Aphrodisiakum« wieder. Auch die Kunst des Parfümierens stand unter der Herrschaft der Göttin der Liebe. Und Bäder in duftendem Wasser wie auch Massagen mit aromatisierten Ölen waren in der Antike wohlbekannt. Dabei galt übrigens vor allem die Rose als Blume der Liebe und die griechische Dichterin Sappho ernannte sie gar zur Königin der Blumen. Noch heute ist Rosenöl Hauptbestandteil vieler Massageöle.

Göttinnen der Liebe

Von den Griechen übernahmen später auch die Römer die Verehrung der Liebesgöttin, die bei ihnen Venus hieß. Auch Venus war eine sehr sinnliche Göttin. Bei der Verehrung spielten herrlich riechende Blumen und aromatische Düfte eine große Rolle. Im alten Rom gehörten wohltuende Bäder und Massagen, die meist in öffentlichen Badehäusern abgehalten wurden, zur Kultur. Die Erotik wurde dabei in vielen Formen gepflegt.

Erst mit der Ausbreitung des Christentums wurde die Erotik aus der Massagekunst verbannt. Die Sinnenfreude war dem Untergang geweiht. »Erotische« Massagen wurden höchstens noch hinter verschlossenen Türen in Bordellen angeboten. Dass die Kunst der erotischen Partnermassage nicht völlig in Vergessenheit geriet, verdanken wir den asiatischen Massagetraditionen, in denen sie bis heute fortgeführt wurde. So konnte die erotische Partnermassage auf den Spuren des Yoga und der östlichen Philosophien ein zweites Mal von Ost nach West gelangen, um unserem Leben mehr Sinnlichkeit zu schenken. Dabei ist es vor allem die Tantra-Massage, die zunehmend auf Interesse stößt.

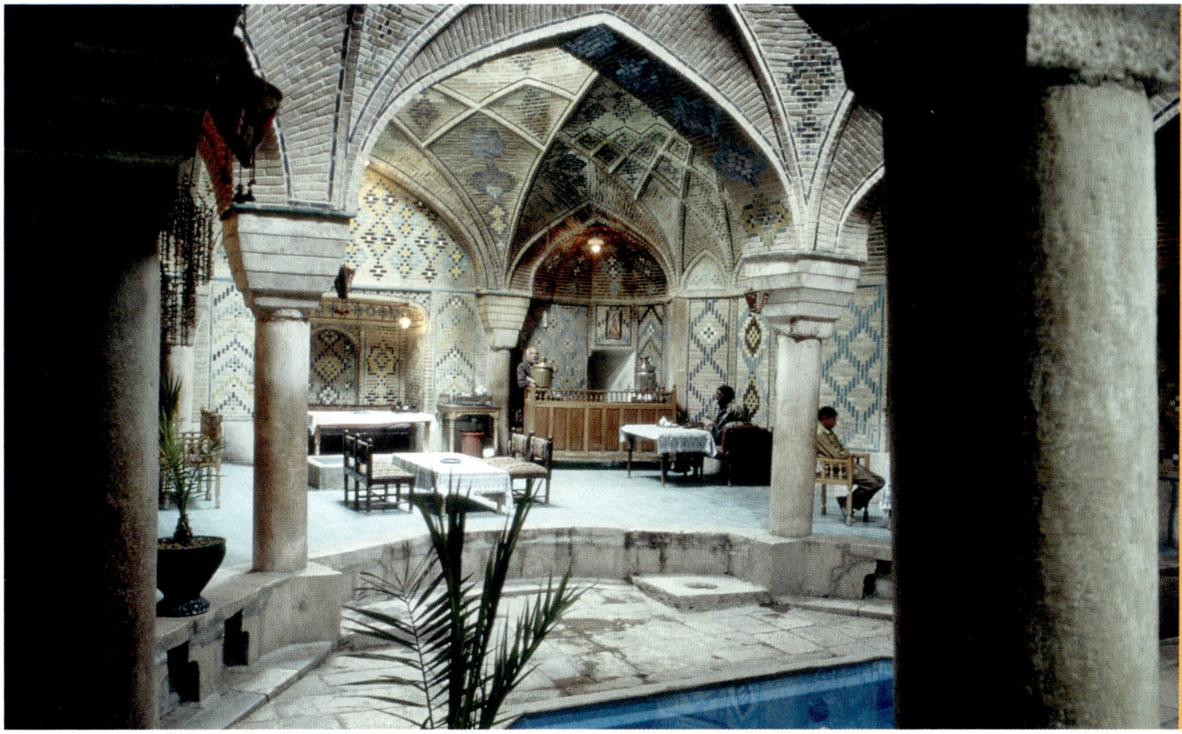

Badehäuser waren seit jeher in Ost und West beliebt.

Tipps für die Praxis

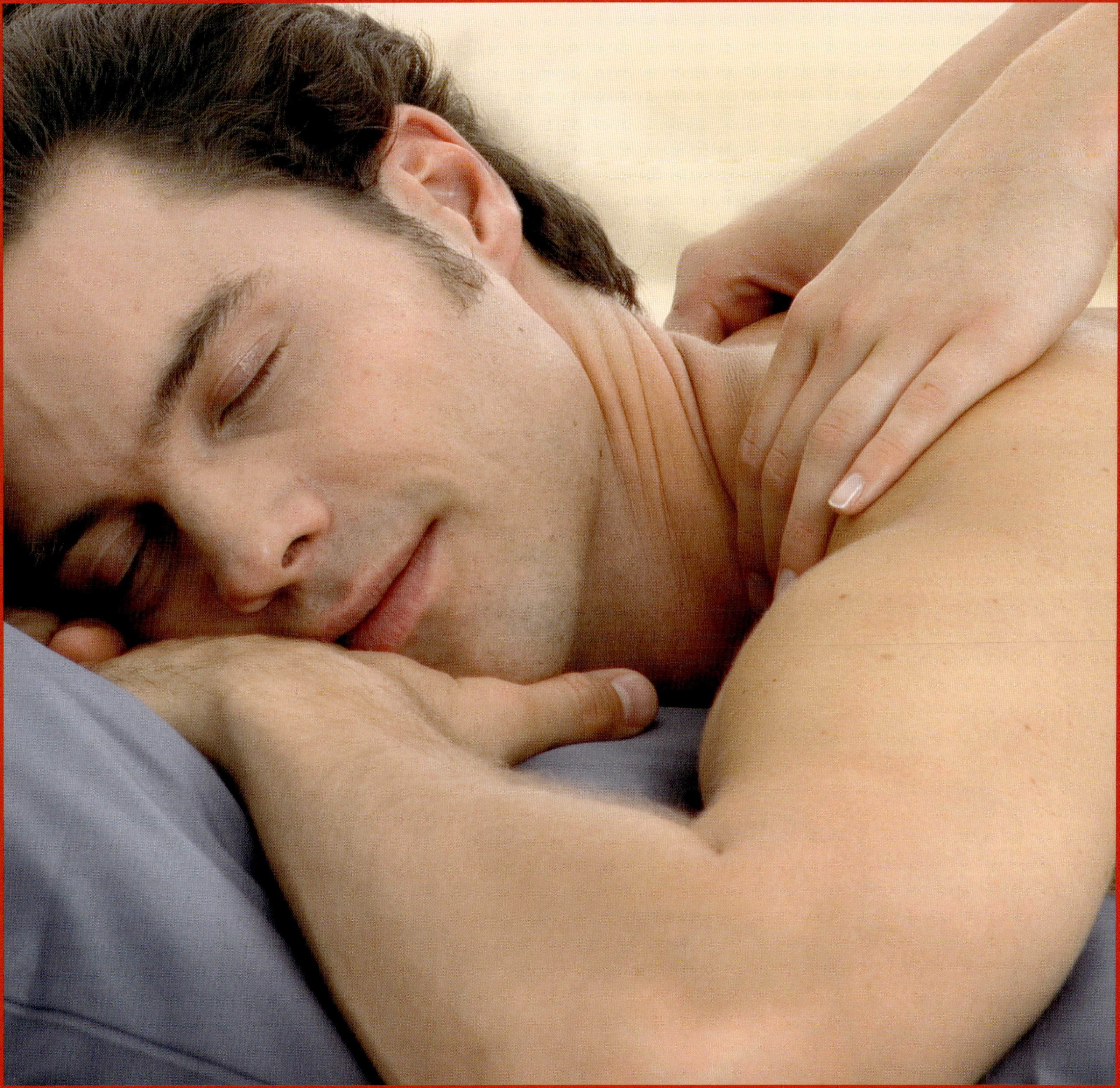

Regeln

Dos und Dont's – die wichtigsten Regeln

Damit die erotische Partnermassage ein Genuss für beide Partner wird, empfiehlt es sich, einige grundlegende Regeln zu beachten. Schließlich dient die Massage nicht einfach nur der sexuellen Stimulation. Stattdessen ist sie eine wunderbare Möglichkeit, das Vertrauen zwischen zwei sich liebenden Menschen zu vertiefen und eine Atmosphäre der Geborgenheit zu schaffen, in der sie sich mit ganzem Herzen füreinander öffnen können. Damit Vertrauen entstehen kann und die sinnliche Stimmung nicht durch störende Einflüsse beeinträchtigt wird, sollten Sie vor Beginn der Massage auf folgende Punkte achten:

- Nehmen Sie sich genug Zeit für die Massage. Am besten ist es, wenn Sie danach keine Termine oder anderen Verpflichtungen mehr haben. Ideal ist ein freier Tag (etwa am Wochenende) oder ein Abend, an dem Sie sich früh zurückziehen können.
- Verhindern Sie unbeabsichtigte Störungen, indem Sie Handys, Telefon und Türklingel abschalten. Auch wenn man versucht, es zu ignorieren, sorgt das Klingeln im Nu für Anspannung. Mitbewohner oder Familienmitglieder sollten wissen, dass Sie jetzt nicht gestört werden wollen (und notfalls durch eine abgesperrte Tür am Hereinplatzen gehindert werden).
- Sorgen Sie für eine schöne, entspannte Atmosphäre. Chaos und Unordnung machen es schwer, sich uneingeschränkt wohl zu fühlen. Im nächsten Kapitel (S. 22 ff.) finden Sie die besten Tipps, um eine perfekte Atmosphäre für sinnliche Stunden zu zweit zu schaffen.
- Legen Sie alles bereit, was Sie für die Massage benötigen könnten, wie z. B. Massageöl, Handtücher oder Decken, Massageroller, damit Sie während der Massage nicht unterbrechen und aufstehen müssen, um etwas zu holen.
- Verbannen Sie alle unangenehmen Gerüche und Geräusche. Eine schleudernde Waschmaschine wirkt ebenso wenig sinnlich wie volle Aschenbecher oder muffige Tennissocken. Um die Massage mit allen Sinnen genießen zu können, sollte alles Störende vorher aus der Massagezone verschwinden und gut gelüftet werden.
- Sorgen Sie für eine angenehme Raumtemperatur. Nichts verhindert die Entspannung bei der Massage so wirkungsvoll, wie wenn man ständig fröstelt. Und bei der erotischen Partnermassage ist es viel schöner, den Partner auch mit Blicken liebkosen zu können, als ihn ständig zudecken zu müssen. Heizen Sie den Raum daher ausreichend.

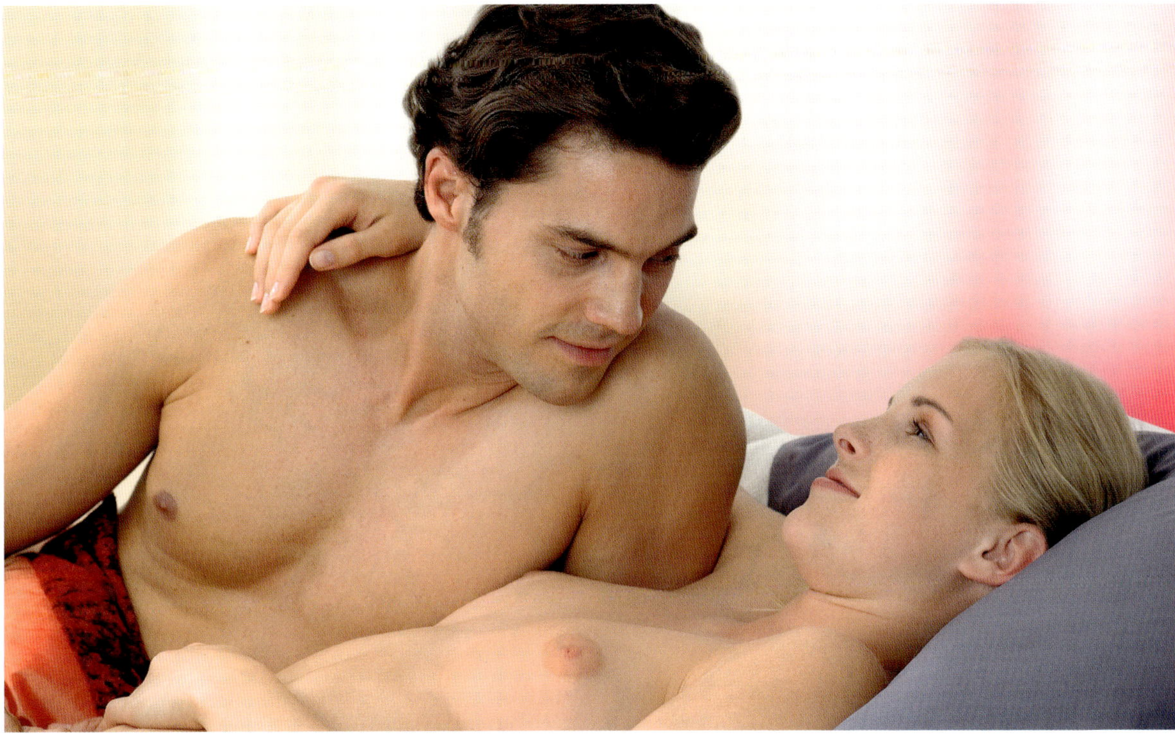

Das Wichtigste: Lassen Sie sich Zeit!

Auch beim Massieren selbst helfen einige wenige Regeln dabei, dass die Massage ein wunderbares, sinnliches und wohltuendes Erlebnis wird:

- Nehmen Sie sich vor Beginn der Massage einige Minuten Zeit, um zu entspannen und die Unruhe des Alltags hinter sich zu lassen. Lassen Sie die stimmungsvolle Atmosphäre auf sich wirken und genießen Sie es, dass Sie sich jetzt Zeit für sich und Ihren Partner nehmen können.
- Achten Sie darauf, dass Ihre Fingernägel kurz sind und nicht kratzen, und wärmen Sie vor der Massage Ihre Hände durch Reiben und Kneten an.
- Natürlich können Sie Ihren Partner spontan beim Nachhausekommen mit einer sanften Partnermassage überraschen. Viele Menschen können die Massage aber noch besser genießen, wenn sie sich vorher schon unter der heißen Dusche oder in der Badewanne etwas entspannt haben. Übrigens: Gemeinsam macht Baden noch mehr Spaß.
- Last but not least: Legen Sie alle Erwartungen ab und öffnen Sie sich für den sinnlichen Genuss der Massage. Überlassen Sie sich ganz der Berührung, und spüren Sie, wie sie Wohlbefinden, Lust und Sinnlichkeit erweckt.

Atmosphäre

So schaffen Sie eine magische Atmosphäre

Wie man sich bettet, so massiert man …

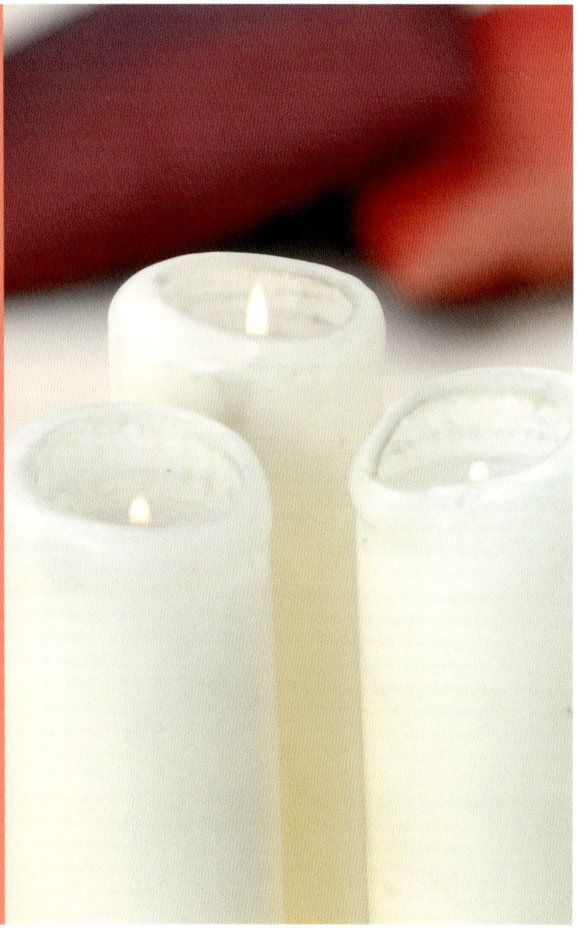

Die richtige Atmosphäre gehört fast so sehr zur erotischen Partnermassage wie das passende Öl: Ohne sie ist die Massage nur halb so schön. Schließlich wollen Sie nicht einfach irgendeinen schmerzenden Muskel lockern, sondern Ihren Partner in das Reich der Sinnlichkeit entführen (und dabei vielleicht auch gleich verführen).

Zwar gibt es auch in der erotischen Partnermassage Kurzmassagen, die sich ohne große Vorbereitung auf der Couch, im Bett oder auf einer flauschigen Picknick-Decke durchführen lassen. Für eine ausgiebigere Massagesitzung lohnt es sich jedoch, etwas Zeit in die Vorbereitung zu investieren. Das macht die Massage nicht nur zu einem noch intensiveren Erlebnis für beide Partner – es trägt auch viel dazu bei, dass sie ihre anregende, verbindende Kraft entfalten kann.

Keine Sorge – es ist nicht viel Aufwand nötig, um eine magische Atmosphäre zu schaffen. Was mehr zählt als jede noch so schöne Dekoration, ist der gute Wille und die liebevolle Aufmerksamkeit, die Sie in die Vorbereitung stecken. Die Ausstrahlung, die Sie dadurch schaffen, wird sich später bei der Massage auf jeden Fall bemerkbar machen. Mit etwas Liebe zum Detail wird die Massage zur Magie.

Grundlagen: Was Sie auf jeden Fall benötigen

Zu allererst benötigen Sie noch gar keine Magie, sondern nur einen passenden Raum für die Massage. In den meisten Fällen wird das Ihr Schlafzimmer sein. Ideal ist ein ruhiger, abgeschlossener Raum, der nicht mit allzu vielen Dingen vollgestellt ist, die das Auge und die Gedanken während der Massage ablenken könnten. Wäscheständer, Kinderspielzeug, Sportausrüstung und alles, was sich sonst noch ansammelt, darf während einer ausgedehnten Massagesitzung im Schrank oder wenigstens unter einem großen Tuch verschwinden. Beseitigen Sie am besten alles, was Sie an lästige Alltagsdinge erinnert – dazu gehören herumliegende Schuhe und Kleidungsstücke ebenso wie Staubflusen, das Bügelbrett oder die Einkaufsliste für den folgenden Tag.
Als Unterlage zum Massieren ist eine dicke, weiche Decke auf dem Fußboden manchmal bequemer als ein Bett. Wenn Sie mit viel Öl massieren möchten, empfiehlt es sich außerdem, ein großes flauschiges Handtuch als Unterlage zu verwenden. Und auch wenn Sie den Raum gut geheizt haben, legen Sie am besten eine leichte Decke oder ein Tuch zum Zudecken bereit – denn vielleicht möchten Sie ja spontan zu zweit unter der Decke verschwinden ...

Genuss mit allen Sinnen

Sehen, Hören, Riechen, Schmecken und Fühlen – indem Sie alle diese fünf Sinne anregen, wird die erotische Partnermassage erst zu einem wirklich sinnlichen Erlebnis. Schon im altindischen Kamasutra wird gelehrt, dass zu einem vollendeten Liebesspiel weit mehr gehört als nur die einfache Begegnung zweier Körper. Indem Sie bei der Massage alle Sinne ansprechen, öffnen Sie sich ganz für die Erotik und den Genuss der Zweisamkeit.
So können Sie sich und Ihren Partner voll und ganz auf Lust und Sinnlichkeit einstimmen – und gemeinsam neue Ufer der Leidenschaft ergründen.
Schmecken und Riechen gehen zwar Hand in Hand und werden beide vom Duft aromatischer Öle angesprochen. Aber trotzdem lohnt es sich, vor der Massage etwas zu trinken und eine kleine Leckerei bereitzustellen, falls sich plötzlich Durst oder Appetit bemerkbar machen. Am besten eignen sich schmackhafte Säfte oder Tees und Früchte, da sie den Magen nicht belasten.

Aromatische Düfte für Lust und Liebe

Kein anderer Sinn hat eine so unmittelbare Wirkung auf unsere Stimmung und unser Befinden wie der Geruchssinn. Seine Signale werden direkt in Teile des Gehirns weitergeleitet, auf die das bewusste Denken kaum Einfluss hat, und schon der Hauch eines vertrauten Duftes kann in uns ein ganzes Kaleidoskop von Erinnerungen wachrufen: an einen sonnigen Frühlingsmorgen unserer Kindheit, eine fast schon vergessene Lieblingsspeise oder einen lieben Menschen. Schon der Duft einer Tasse Kaffee kann Bilder wecken, die unsere Laune in Sekundenbruchteilen verbessern. Erst recht gilt das für aromatische Pflanzenessenzen, die wie Balsam auf die Seele wirken.

Schon seit Jahrtausenden werden bestimmte Düfte auch wegen ihrer erotisierenden Wirkung geschätzt und für anregende Bäder, Cremes oder Öle verwendet. Ab S. 80 werden Sie diese Düfte genauer kennenlernen und erfahren, wie Sie mit ihrer Hilfe perfekte Ölmischungen für eine verführerische Massage herstellen können. Diese Düfte können aber noch mehr: Wenn Sie sie in Form ätherischer Öle in der Duftlampe verdampfen, erfüllen sie das gesamte Zimmer mit ihrem sinnlichen Aroma.
Die bekanntesten aphrodisierenden Aromen sind Jasmin, Neroli, Rose, Sandelholz und Ylang-Ylang. Auch Vanille hat eine sanft erotisierende Wirkung. All diese Düfte sind süß und eher blumig – einzig Sandelholz hat ein holzig-weiches, exotisches Aroma. Es genügt, wenn Sie wenige Tropfen des ätherischen Öls in die Duftlampe geben, da diese Düfte sehr intensiv sind.
Aber auch andere ätherische Öle können dem Raum eine besondere Note verleihen und dazu beitragen, dass Sie und Ihr Partner sich rundum wohl fühlen. Viel wichtiger als eine zusätzliche aphrodisierende Wirkung ist, dass der Duft beiden gefällt, Sie anspricht und vielleicht sogar die eine oder andere erotische Erinnerung weckt. Dafür können Sie durchaus auch etwas von Ihrem Lieblingsparfüm im Raum versprühen oder Vasen mit duftenden Blumensträußen aufstellen.
Natürlich können Sie auch ein kleines Räucherritual durchführen: Ein Keramikschälchen, etwas Kohle, eine Messerspitze Weihrauch oder Sandelholz und eine Feder, mit der sie den Rauch verteilen, ist alles, was Sie brauchen.

Licht und Farbe

Neben ihrem Duft tragen Blumen auch durch ihre Farbe viel zur magischen Atmosphäre während der Massage bei. Licht und Farbe sind wichtige Elemente dieser Atmosphäre und es lohnt sich, sie auf die Situation abzustimmen. Gedämpftes Licht aus mehreren Lichtquellen oder gar der sanfte Schein einiger Kerzen sind für die erotische Partnermassage besonders schön, da so die übrigen Sinne mehr Raum zur Entfaltung haben. Auch schmeichelt sanftes Licht unserer Haut und der Figur viel mehr als eine grelle Beleuchtung und es hilft dabei, den Geist zu entspannen.
Neben Blumen eignen sich Lampen, Tücher oder aufeinander abgestimmte Decken und Kissen dafür, den Raum in Ihre Lieblingsfarben zu tauchen und ein harmonisches Ambiente zu schaffen. Orange und Rot wirken dabei leicht anregend und erotisierend, Grün, Blau und Naturtöne wie Beige, Ocker oder Braun sind eher beruhigend und entspannend. Am wichtigsten ist jedoch auch hier, dass Sie und Ihr Partner sich wohl und geborgen fühlen – Ihre Lieblingsfarben sollen dazu nur einen kleinen, feinen Beitrag leisten.

Sanfte Klänge und heiße Rhythmen

Baustellenlärm, Kindergequengel oder Rasenmähersurren bieten sicher nicht die erotischste Geräuschkulisse. Absolute Stille ist aber auch nicht unbedingt notwendig. Eine wirkliche Abrundung der magischen Atmosphäre erreichen Sie dagegen, wenn Sie die passende Musik auflegen. Dies können (müssen aber nicht) sanfte oder kuschelige Klänge sein. Wenn Sie und Ihr Partner Klassik lieben, bei Soul dahinschmelzen oder bei heißen Salsa- oder Afro-Rhythmen so richtig in Stimmung kommen, kann auch das die ideale musikalische Begleitung Ihrer Massage sein. Die Musik sollte sich aber nicht in den Vordergrund drängen und sie darf auch nicht zu laut sein – wichtig ist schließlich vor allem, dass Sie die Massage und das Spüren in Ruhe genießen können.

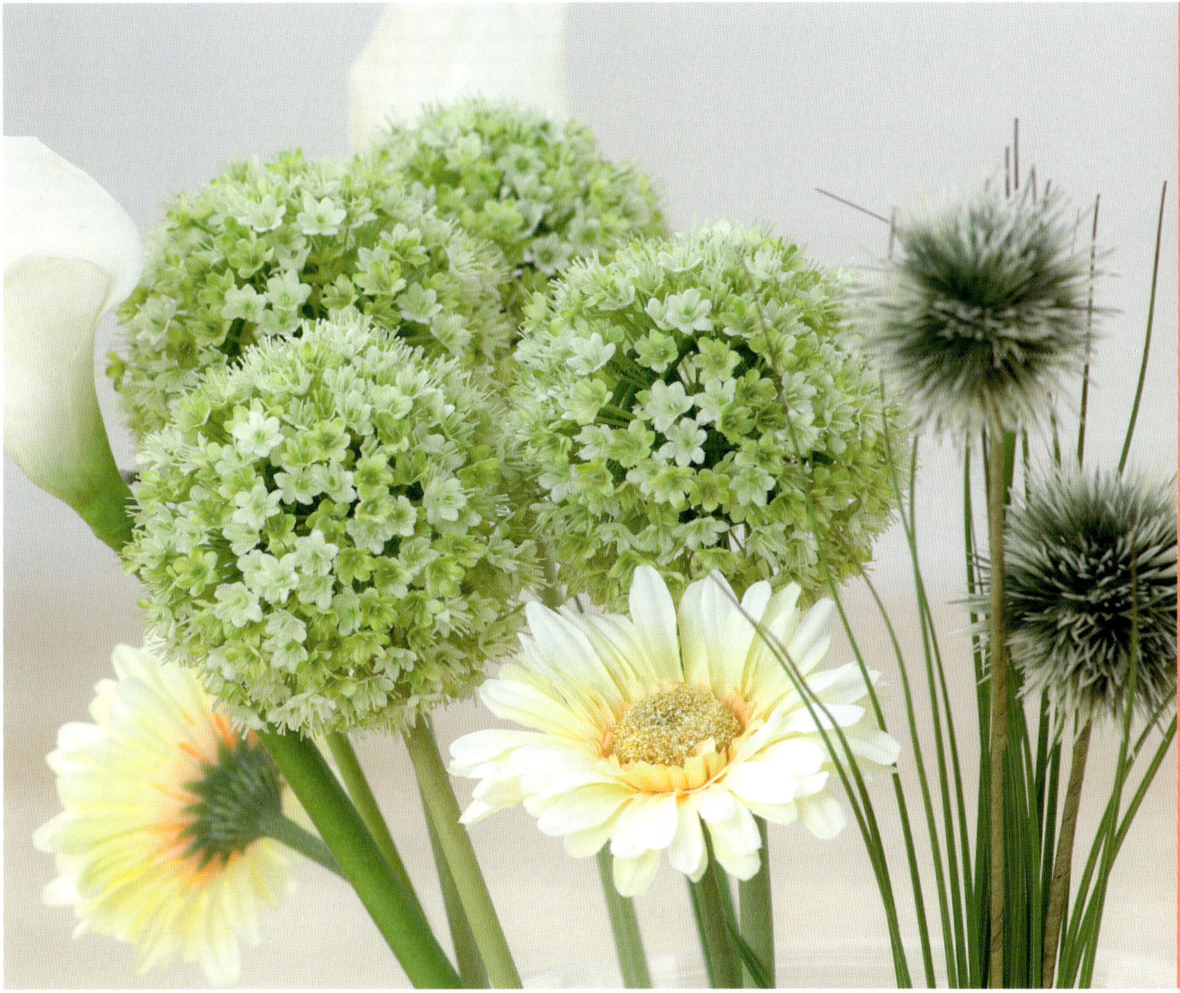

Eine schöne Umgebung fördert die Entspannung bei der Massage.

Techniken

Die zehn besten Techniken

Unsere Hände sind wunderbare Werkzeuge, wenn wir sie richtig einzusetzen wissen. In der erotischen Partnermassage ist Berührung mehr als nur einfaches Streicheln. Viele Massagetechniken, die bei der Klassischen Massage verwendet werden, können auch mit in die Partnermassage einbezogen werden. Durch sie können Sie Massagen abwechslungsreich gestalten.

Der wesentliche Unterschied zwischen der Verwendung der folgenden Techniken in der Klassischen Massage und bei der Partnermassage liegt in der unterschiedlichen Intention: Während bei der Klassischen Massage gezielt Muskelschmerzen und Verspannungen behandelt werden, dient die Partnermassage in erster Linie dem Genuss. Daher werden die Techniken in der Regel auch mit weniger Druck ausgeführt.

Scheuen Sie sich nicht, mit den verschiedenen Techniken zu experimentieren und zu spielen – wenn Sie langsam beginnen und auf die Reaktionen Ihres Partners achten, können Sie auf den großen Muskelpartien ruhig auch kräftigen Druck ausüben. Vor allem Männer finden dies manchmal angenehmer und anregender, als nur zart gestreichelt zu werden.

Stopp! Hier dürfen Sie leider nicht massieren

- bei Fieber und akuten Infektionskrankheiten
- bei Bluthochdruck, Herz-Kreislauf-Schwäche und Thromboseneigung
- bei ansteckenden Hautkrankheiten und Hautkrebs
- in Bereichen mit gereizter, entzündeter Haut oder Ausschlägen
- auf Verbrennungen oder Erfrierungen
- bei Bandscheibenvorfall und starken Rückenproblemen
- im Bereich von frischen Narben und Krampfadern
- in der Schwangerschaft nur in Absprache mit dem Arzt

Streichen

Beim Streichen gleiten die Hände in sanften, rhythmischen Bewegungen über die Haut, fast so, als würden Sie Ihren Partner nur streicheln. Das Besondere beim Streichen ist jedoch, dass die Bewegun-

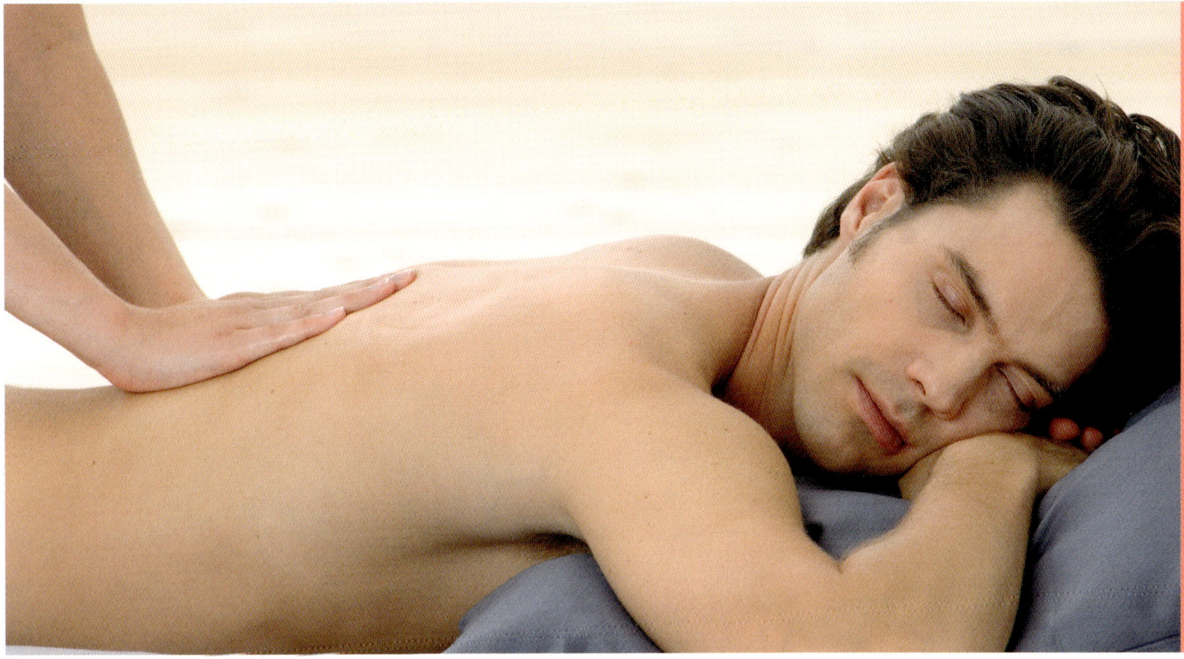

Beim Streichen setzen Sie die ganze Handfläche ein.

gen in gerader Richtung und in gleichmäßigem Rhythmus ausgeführt werden. Meist wird das Streichen mit der gesamten Handfläche und geschlossenen Fingern ausgeführt.
Die erotische Partnermassage sollte mit ausgiebigem Streichen beginnen, um den Körper auf die Berührung einzustimmen und Haut und Gewebe aufzuwärmen. Auch als Übergang zwischen verschiedenen Techniken oder Körperbereichen und zum sanften Abschluss einer Massage ist das Streichen sehr zu empfehlen. Die Hände sollten sich dabei immer an die Körperkonturen anpassen. Auf großen Muskelpartien können Sie kräftiger streichen als auf Gelenken und knochigen Bereichen.

Ziehen

Das Ziehen ist eine besondere Massagetechnik, um die Seiten des Körpers zu massieren. Dabei beugen Sie sich über den Körper Ihres Partners, wölben Ihre Hand um die gegenüberliegende Körperseite und ziehen sie zu sich her, indem Sie sich leicht zurücklehnen. Beide Hände arbeiten im Wechsel und wandern rhythmisch an der Körperseite entlang.
Das Ziehen ist die ideale Ergänzung zum Streichen. Es lässt sich zwar nur an den Körperseiten anwenden, aber es ist auch für den Massierenden sehr angenehm, sich dabei vor- und zurückzuwiegen und seinen Partner einzig durch den Einsatz seines Körpergewichts zu massieren.

Kneten

Beim Kneten greifen Sie jeweils mit der einen Hand ins Gewebe, nehmen etwas Fleisch auf, drücken es sanft und lassen es in die andere Hand gleiten. Die erste Hand lässt los, wenn die zweite zugreift. Die Bewegung ähnelt dem Teigkneten und kann sehr lustvoll sein, vor allem, wenn sie rhythmisch und in unterschiedlicher Stärke durchgeführt wird.
Das Kneten lockert das Gewebe und eignet sich besonders für alle muskulösen, fleischigen Körperregionen wie Arme, Beine und Po. Teilweise können auch die Rückenmuskeln mit dieser Technik massiert werden. Kneten wärmt den massierten Bereich gut durch und steigert die Durchblutung. Kraftvolles Kneten hilft gegen Muskelkater und bringt müde Muskeln wieder in Schwung.

Walken

Im Gegensatz zum Kneten wird beim Walken Druck in die Tiefe ausgeübt. Dafür reiben Sie mit dem Handballen langsam und kräftig über die Muskeln. Fragen Sie Ihren Partner, wie stark Sie drücken sollen und dürfen.
Verschiedene Körperbereiche vertragen unterschiedlich viel Druck. Am besten eignet sich das Walken für die Massage der großen Muskelpartien an Rücken, Po und Oberschenkeln. Vor dem Walken sollten Sie den Bereich mit Streichen gut aufwärmen. Da Walken (oder auch »Walkungen«) zu den härteren Massagetechniken zählen, darf es ruhig ein wenig schmerzen, wobei die Betonung auf »wenig« liegt. Die Technik wird mit geschlossenen Fingern durchgeführt.

Kneten Sie kräftig – aber nie brutal!

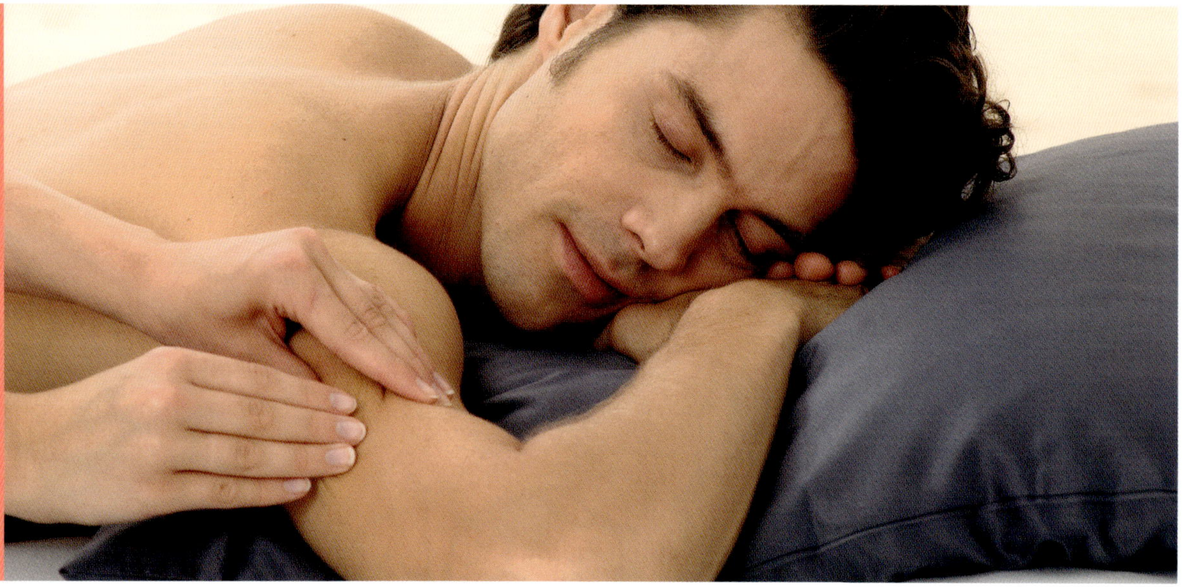

Daumenkreisen und Daumenrollen

Wenn Sie eine Körperregion mit Streichen, Kneten oder Walken aufgewärmt haben, können Sie die Massage mit Daumenkreisen oder Daumenrollen noch verstärken. Diese beiden einander sehr ähnlichen Techniken eignen sich gut dafür, den Körper Ihres Partners Zentimeter für Zentimeter zu massieren. Daumenkreisen und Daumenrollen lockern die Muskeln bis in die Tiefe. Es ist sehr wohltuend, wenn Sie damit kleine Verspannungsknoten bearbeiten oder sich entlang der Arm- oder Beinmuskeln langsam an den Rumpf herantasten. Auch die Muskeln links und rechts der Wirbelsäule können effektiv gelockert werden, sodass sich Ihr Partner wieder fit und beweglich fühlt.

Beim **Daumenkreisen** legen Sie Ihre Daumenkuppen auf die Haut und massieren das Gewebe in kleinen Kreisen. Dabei gleiten Sie mit wenig Druck immer ein Stückchen weiter über die Haut, bis Sie den gesamten Bereich massiert haben. Üben Sie etwas Druck aus, indem Sie sich mit Ihrem Gewicht sanft auf Ihre Daumen stützen.

Beim **Daumenrollen** massieren Sie mit beiden Daumenkuppen denselben Bereich. Dafür setzen Sie die Daumenkuppe einer Hand an und drücken das Gewebe ein kurzes Stück von Ihrem Körper weg. Sobald Sie mit dem einen Daumen absetzen, wiederholt der andere die gleiche Bewegung. Mit jedem folgenden Griff können Sie dann ein kleines Stückchen voranschreiten und so auch größere Muskelpartien schrittweise durchmassieren.

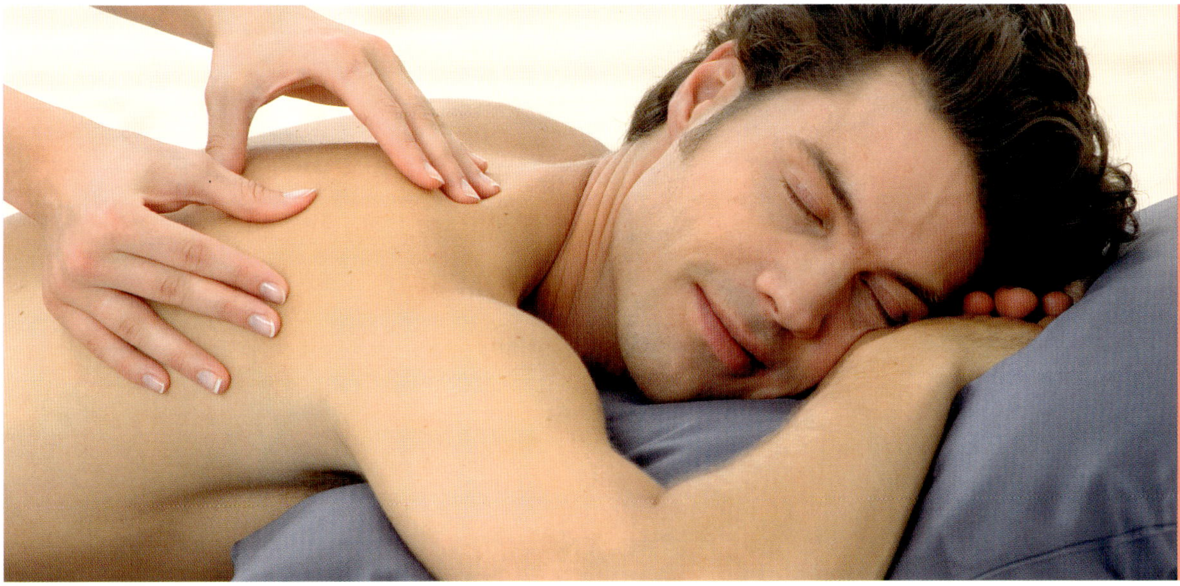

Die Daumen beschreiben kleine Kreise.

Die Handflächen kreisen über die Muskeln.

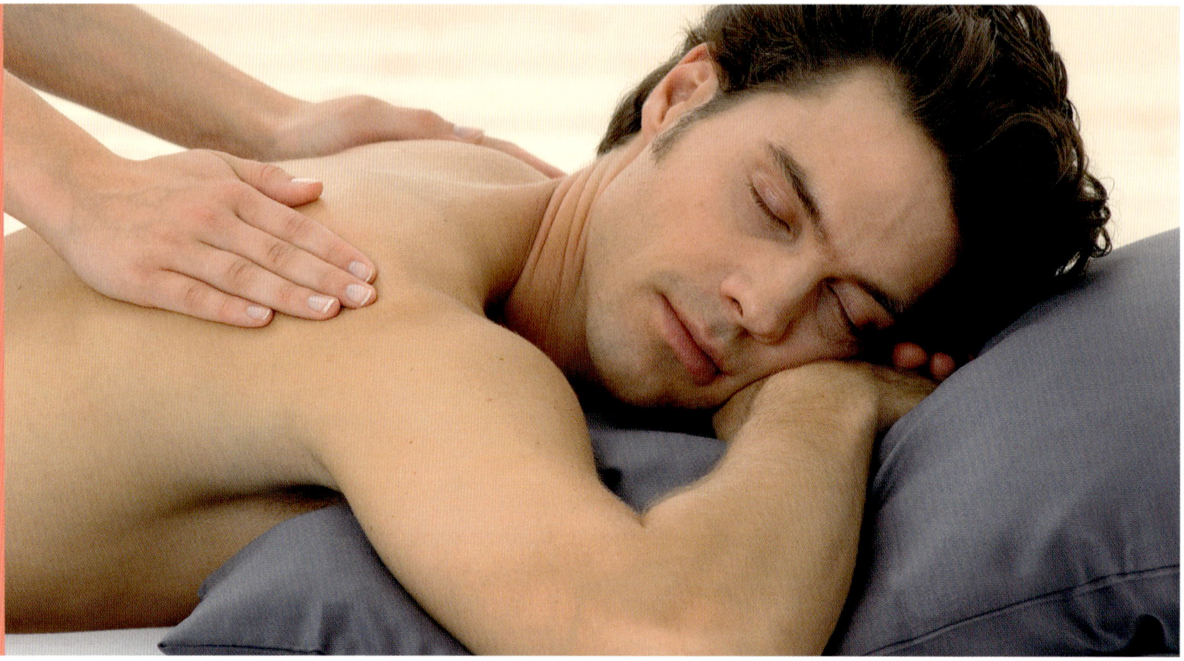

Kreisen mit der ganzen Hand

Das Kreisen mit der ganzen Hand ähnelt dem Streichen, da es ebenfalls mit der gesamten Handfläche und geschlossenen Fingern ausgeführt wird. Die Hände bewegen sich jedoch in großen und kleineren Kreisen über den Körper. Außerdem wird mehr Druck ausgeübt: Statt nur über die Haut zu streichen, reiben Sie sie kräftig, bis sie schön durchwärmt ist und sich leicht rötet.

Das Kreisen steigert die Durchblutung in den massierten Körperbereichen und sorgt dafür, dass sie sich warm und vital anfühlen. Diese Technik eignet sich ganz besonders für Stellen, die Sie als kühl oder hart empfinden.

Hacken

Die Technik des Hackens fühlt sich viel angenehmer an, als ihr Name vermuten lässt. Beim Hacken lassen Sie Ihre äußeren Handkanten bei gestreckten Fingern im schnellen Wechsel auf den Körper Ihres Partners trommeln. Dabei wandern Ihre Hände langsam über seinen Körper. Die Bewegung beim Hacken kommt nicht aus den Armen, sondern fast nur aus den Handgelenken, die möglichst locker bleiben sollten.

Das Wichtigste beim Hacken ist der gleichmäßige, schnelle Rhythmus. Am Anfang ist es oft schwierig, die Bewegung gleichmäßig auszuführen – aber mit etwas Übung wird es schnell gelingen.

Es lohnt sich auf jeden Fall, das Hacken auszuprobieren, weil es eine sehr anregende Massagetechnik ist. Die Muskeln werden dabei auf sanfte Weise weich geklopft und die Schwingungen dieses Trommelwirbels breiten sich angenehm im gesamten Körper aus. Viele Menschen fühlen sich anschließend erfrischt und mit neuer Energie erfüllt.
Wenn Sie noch nicht so viel Übung im Hacken haben, probieren Sie es am besten zuerst an den großen Muskeln der Körperrückseite, also an Rücken, Po und Oberschenkeln aus. Wenn Sie die Technik so weit beherrschen, dass Sie Ihre Kraft gut dosieren und auch sehr sanft hacken können, dehnen Sie sie spielerisch auf den größten Teil des Körpers aus. Dabei wirkt sich die Massage dann fast nicht mehr auf die Muskeln aus, aber die schnellen, rhythmischen Bewegungen können trotzdem ganz schön anregend sein.

Klopfen

Das Klopfen ist eine feinere, sanftere Form des Hackens, die ausschließlich mit den Fingerkuppen durchgeführt wird. Es ist eine sehr spielerische Form der Massage. Da Sie mit den Fingerspitzen nur wenig Kraft aufbringen können, entsteht die Wirkung des Klopfens vor allem durch seine kleinen, schnellen Bewegungen, die eine sehr anregende Wirkung haben.
Beim Klopfen kommt die Bewegung wie auch beim Hacken nur aus dem Handgelenk. Dabei halten Sie die Hände aber so, dass Ihre entspannten, leicht gewölbten Finger (außer dem Daumen) mit den Fingerkuppen auf die Haut treffen. Je nachdem, wie groß der massierte Bereich ist und wie zart oder intensiv Sie massieren wollen, können Sie nur die Spitzen der Zeigefinger verwenden oder so viele Finger, wie Sie wollen. Variieren Sie die Stärke des Klopfens, um mehr Abwechslung in die Massage zu bringen. An fleischigen Stellen können Sie kräftig klopfen, aber es ist auch möglich, den Körper so sanft zu beklopfen, dass es sich anfühlt wie der Kuss eines Schmetterlings.

Kneifen

Bei dieser Technik zwicken oder kneifen Sie abwechselnd kleine Muskelpartien zwischen Daumen und Fingerspitzen und lassen dabei das Gewebe aber immer sanft aus Ihrem Griff gleiten, bevor es schmerzt. Kneifen Sie im Wechsel mit beiden Händen und wandern Sie langsam über den Bereich, den Sie massieren wollen. Das Kneifen ist eine sehr einfache Technik und eignet sich für alle weichen, fleischigen Körperregionen.

Vibration

Bei der Vibration wird das Gewebe nicht geknetet, sondern in schnelle kleine Schwingungen versetzt. Dafür legen Sie eine Handfläche oder die Fingerspitzen einer Hand auf den Körper Ihres Partners und lassen Ihre Hand im schnellen Rhythmus zittern. Die Hand darf dabei jedoch nicht über die Haut rutschen, sondern muss festen Kontakt halten, damit sich das Zittern direkt auf das tiefer liegende Gewebe überträgt. Die Vibration ist ideal, um den Körper und alle Muskeln zu lockern – vor allem als Abschluss einer ausgiebigen Massagesitzung.

Thai-Massagen: die Basics

Massieren Sie auch einmal mit Ellenbogeneinsatz.

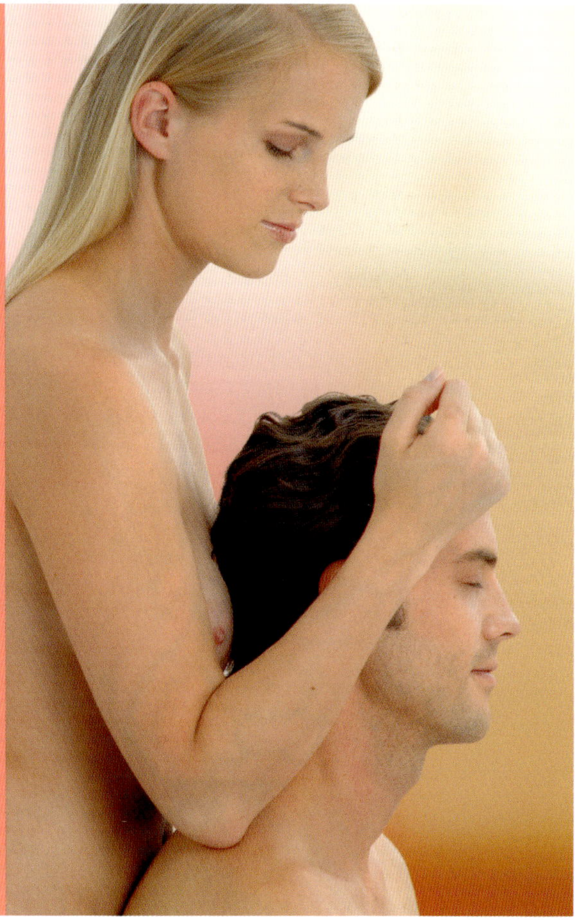

Wer sich heute eine Thai-Massage gönnen will, muss gut aufpassen, wo er sucht: Oft verstecken sich hinter dem hübsch exotisch klingenden Namen nämlich nur Sex-Angebote. Die echte Thai-Massage dagegen ist eine sehr effektive Massagetechnik, mit der sich viele Beschwerden behandeln lassen. In der Partnermassage kann sie aber durchaus sehr erotisch werden, da für viel Körperkontakt gesorgt ist. Durch den intensiven körperlichen Austausch werden verborgene Energien geweckt, der Körper wird von Kopf bis Fuß gelockert und seelische Spannungen werden abgebaut.

Keine Sexmassage, aber trotzdem erotisch

Die Thai-Massage ist eine eigenständige Massagemethode, die auf einem umfassenden theoretischen Fundament basiert. Die Wurzeln liegen im indischen Ayurveda, wobei auch einige Elemente der traditionellen chinesischen Medizin mit eingeflossen sind.

In der Thai-Massage werden Yoga-Stellungen, rhythmische Bewegungen (die mit asiatischen Kampfsportarten verwandt sind) sowie die Atmung mit einbezogen. Manchmal wird die Thai-Massage auch als »passives Yoga« bezeichnet, weil der Massierende den Körper seines Partners in verschiedene Yoga-Stellungen bringt. Bei einer gut ausgeführten Thai-Massage gehen alle Bewegungen so fließend ineinander über, dass sie fast den Eindruck eines Tanzes zwischen den beiden Körpern erwecken.

Doch nicht nur der Körper wird behandelt. Wie bei allen asiatischen Behandlungsmethoden, geht auch die Thai-Massage von einer grundlegenden Einheit von Körper und Geist aus. Der Körper wird von Energien durchströmt, die über das physikalisch Messbare hinausgehen. Die Thai-Massagebehandlung zielt darauf ab, den Energiefluss im Körper zu harmonisieren.

Es existieren – vor allem in Thailand selbst – einige leicht unterschiedliche Varianten der Thai-Massage. Ihnen allen ist aber gemeinsam, dass der Massierende den Körper weniger durch Drücken und Kneten mit seinen Händen behandelt, sondern durch sein Körpergewicht Druck ausübt. Der Körper des Partners wird dabei in verschiedene Positionen gebracht. Die Thai-Massage ist sehr dynamisch und verlangt vom Ausführenden eine gute Körperkontrolle, damit er alle Bewegungen korrekt ausführen kann.

Der Druck wird meist durch rhythmisches Schaukeln variiert und fein dosiert. Wichtig für den Massierenden ist seine Körperhaltung: Nur mit geradem Rücken und ausgestreckten Armen kann er sein Körpergewicht auf den Behandelten übertragen, ohne sich selbst zu überanstrengen. Gedrückt wird mit dem Handballen oder – bei kleineren Körperpartien – mit dem Daumenballen, aber je nach Bedarf kommen auch die Unterarme, Ellbogen, Knie oder Füße zum Einsatz.

Da die Thai-Massage sehr intensiv auf den Körper einwirkt, sollten die Bewegungen immer langsam und sanft ausgeführt werden und der Druck wird langsam gesteigert und an die Bedürfnisse des Behandelten angepasst. Eine professionelle Thai-Massagesitzung umfasst in der Regel den gesamten Körper und dauert mindestens eine Stunde lang. Um sie richtig durchzuführen, sind genaue Kenntnisse und viel Übung nötig.

Die folgenden einfachen Techniken aus der Thai-Massage eignen sich auch für Anfänger. Sie sind leicht durchzuführen, ermöglichen viel Kontakt zwischen den Partnern und helfen, verspannte Körperbereiche zu lockern. Am besten führen Sie die Techniken in der aufgeführten Reihenfolge aus und nehmen sich vorher und nachher einen Moment Zeit, um sich auf die Massage einzustellen.

Schultermassage

Während Nacken und Rücken beliebte Massagezonen sind, werden die Schultern oft unterschätzt. Das ist schade, denn nur entspannte Schultern gewährleisten eine aufrechte, schmerzfreie Haltung.

1 Ihr Partner setzt sich im Schneidersitz auf den Boden und Sie stellen sich in Schrittstellung hinter ihn, sodass Ihr rechter Unterschenkel seinen Rücken stützt und senkrecht hält. Dann legen Sie Ihre Handballen so auf die Schultern Ihres Partners, dass sie auf dem Trapezmuskel ruhen, und verlagern Sie Ihr Gewicht auf Ihre Handballen. Achten Sie dabei

rechts:
Dehnen Sie den Nacken mit sanftem Druck.

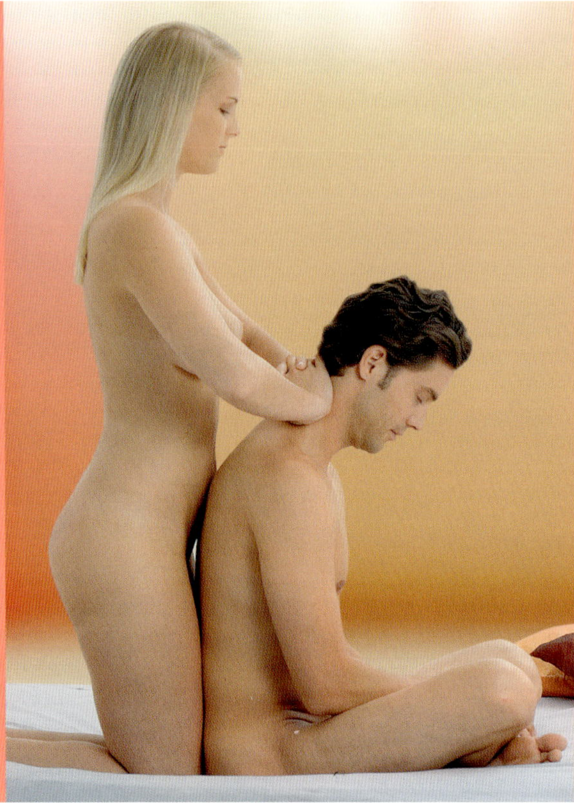

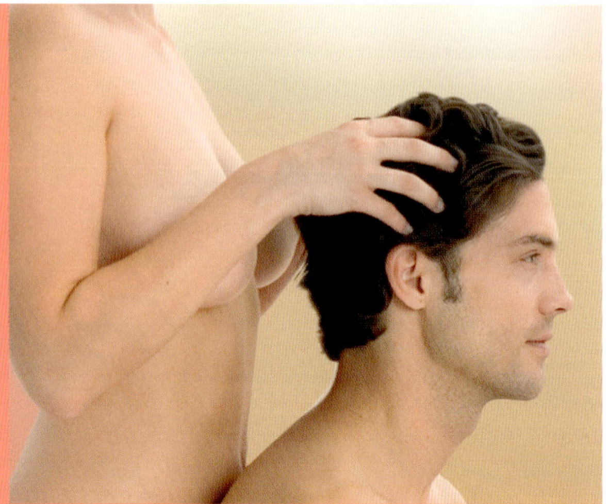

oben:
Massieren Sie die Kopfhaut mit den Fingerspitzen.

darauf, dass Ihr Rücken und Ihre Arme gestreckt bleiben und Sie senkrecht nach unten drücken. Nun können Sie den Druck variieren, indem Sie rhythmisch mit dem Oberkörper leicht vor- und zurückschaukeln.

Nackenmassage

Ihr Partner sitzt weiterhin im Schneidersitz, Sie knien mit gespreizten Beinen direkt hinter ihm. Ihre Oberschenkel und Ihr Bauch stützen seinen Rücken. Drücken Sie seinen Kopf leicht nach vorn, sodass sich sein Nacken dehnt. Dann verschränken Sie Ihre Finger, legen Ihre Handinnenflächen auf seinen Nacken und massieren diesen sanft, indem Sie die Handballen leicht zusammendrücken. Achten Sie darauf, dass Sie nur die hinteren Nackenmuskeln massieren und nicht die Muskeln seitlich am Hals. Danach legen Sie (mit weiterhin verschränkten Fingern) Ihre Daumen auf die Muskeln links und rechts der Halswirbel und massieren Sie diese, indem Sie leicht vor- und zurückschaukeln und dabei jeweils die Daumen aufeinander zu bewegen.

Kopfmassage

Knien Sie sich hinter Ihren Partner – sein Rücken ruht an Ihren Oberschenkeln und Ihrem Bauch. Massieren Sie seine Kopfhaut mit gespreizten Fingern in kleinen, kreisenden Bewegungen, als würden Sie die Haare shampoonieren. Beginnen Sie jeweils an der Stirn und arbeiten Sie sich über den Scheitel zum Hinterkopf vor. Bei jeder neuen Bahn wandern Ihre Hände etwas weiter seitlich am Kopf entlang. Versetzen Sie Ihren Körper gemeinsam mit dem Ihres Partners in leichte Schwingungen.

Fußmassage

Ihr Partner legt sich auf den Rücken. Seine Beine liegen schulterbreit nebeneinander und die Arme sind leicht zur Seite abgespreizt. Gehen Sie vor seinen Füßen in die Hocke und umfassen Sie seine Fußballen von unten so, dass die Zehen nach oben zeigen. Stützen Sie Ihre Ellbogen gegen die Innenseiten Ihrer Knie und lehnen Sie sich leicht nach vorn, sodass die Füße Ihres Partners zum Körper

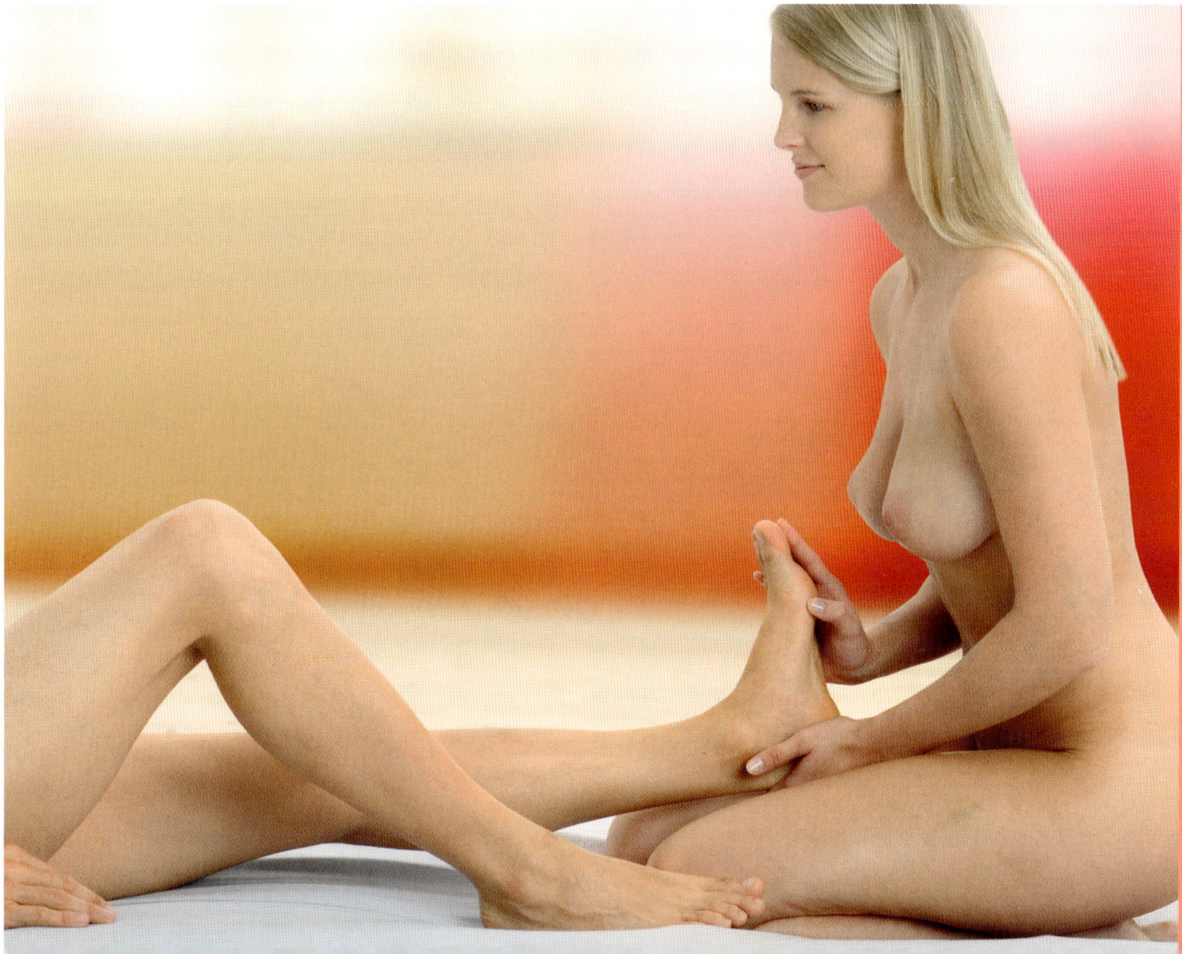

Den Fuß in beide Richtungen kreisen

hingedrückt und seine Achillessehne sanft gedehnt wird. Halten Sie den Druck einige Sekunden lang, bevor Sie ihn sanft lösen.

Nehmen Sie dann jeweils einen Fuß Ihres Partners bequem in den Schoß. Legen Sie eine Hand unter seine Ferse und umfassen Sie den Fußballen mit der anderen. Lassen Sie nun Ihren Rumpf so kreisen, dass der Fuß Ihres Partners mitkreist. Kreisen Sie dreimal in die eine und anschließend dreimal in die andere Richtung. Wiederholen Sie das mit dem anderen Fuß.

Nehmen Sie wieder den ersten Fuß in den Schoß und umfassen Sie mit der einen Hand die Ferse und mit der anderen von oben den Vorfuß. Die Fußsohle liegt fast an Ihrem Bauch. Lehnen Sie sich dann leicht zurück und halten Sie dabei den Fuß fest, sodass er gestreckt wird und sich leicht dreht. Nach ein paar Sekunden tauschen Sie die Position Ihrer Hände und wiederholen den Vorgang, damit sich der Fuß auch in die andere Richtung dreht. Dann wiederholen Sie das Ganze mit dem anderen Fuß.

Zum Abschluss der Fußmassage legen Sie den Fuß Ihres Partners zwischen Ihre Knie auf den Boden. Halten Sie den Fuß mit einer Hand, während Sie mit der anderen jeden Zeh vom kleinen bis zum großen mit einer raschen, gleitenden Bewegung zu sich ziehen. Dabei kann es sein, dass die Gelenke leicht knacksen. Beim anderen Fuß gehen Sie ebenso vor. Das Geräusch zeigt übrigens nur, dass Blockaden in den Gelenken sich lösen. Verzichten Sie aber auf diese Technik, falls sie Ihrem Partner unangenehm ist.

Hüftgelenke lockern

Ihr Partner liegt auf dem Rücken, seine Arme liegen entspannt neben dem Körper. Knien Sie sich neben sein linkes Bein und setzen Sie einen Fuß auf. Nun stellen Sie das linke Bein Ihres Partners auf und drücken sein Knie sanft zur gegenüberliegenden Seite, während Ihr Partner seinen Kopf gleichzeitig in Ihre Richtung dreht. Mit dem Handballen der freien Hand massieren Sie sanft die Muskeln an der Außenseite des Oberschenkels, indem Sie mit gestrecktem Arm Ihr Körpergewicht rhythmisch vor- und zurückverlagern. Dann wechseln Sie zum rechten Bein.

Knien Sie sich nun vor den linken Fuß, heben Sie das linke Bein Ihres Partners an, winkeln Sie es ab und legen Sie seinen Fuß an Ihre Hüfte. Mit der einen Hand halten Sie den Fuß, mit der anderen stabilisieren Sie sein Knie. Dann lehnen Sie sich sanft nach vorn, sodass das Knie Ihres Partners in Richtung seines Kopfes gedrückt wird. Schaukeln Sie einige Male vor und zurück und wiederholen Sie das auch auf der rechten Seite.

Knien Sie sich jetzt neben das linke Bein Ihres Partners. Winkeln Sie sein Bein an, stützen Sie die Ferse mit einer Hand und das Knie mit der anderen sowie seinen Unterschenkel an Ihrem Bauch ab. Dann kreisen Sie mit Ihrem Oberkörper und nehmen dabei das Bein Ihres Partners so mit, dass es ebenfalls eine Kreisbewegung aus der Hüfte heraus beschreibt. Variieren Sie das Tempo und die Größe der Kreisbewegungen. Je öfter Sie diese Technik anwenden, desto flexibler wird Ihr Partner mit der Zeit werden.

Rückenmassage

Ihr Partner dreht sich auf den Bauch. Knien Sie sich aufrecht neben seinen Po und stellen Sie einen Fuß auf. Dann legen Sie die untere Hand unter die Füße Ihres Partners, heben Sie diese hoch und drücken Sie sie zum Po. Gleichzeitig legen Sie die andere Hand auf seinen unteren Rücken, dicht oberhalb des Pos, und drücken mit dieser Hand langsam nach unten – nicht senkrecht zum Boden, sondern leicht schräg in Richtung der Beine. Achten Sie darauf, den Druck auf Beine und Rücken auszuüben, indem Sie Ihr Körpergewicht auf Ihre Hände verlagern. Winkeln Sie die Beine Ihres Partners nicht zu stark ab und beachten Sie seine Dehngrenze.

Dann legen Sie die Füße Ihres Partners wieder ab und knien sich über ihn. Ein Bein ist dabei wieder aufgestellt. Legen Sie Ihre Handballen auf die Muskeln links und rechts seiner Wirbelsäule und drücken Sie, indem Sie Ihr Körpergewicht auf Ihre Hände verlagern. Schaukeln Sie dabei im Rhythmus mit dem Atem Ihres Partners leicht vor und zurück – wenn er ausatmet Druck ausüben, wenn er einatmet Druck lösen. Arbeiten Sie sich auf diese Weise von unten nach oben und wieder zurück die Wirbelsäule entlang. Lassen Sie Ihren Partner von Zeit zu Zeit den Kopf zur anderen Seite drehen, damit sein Nacken nicht verkrampft, und achten Sie darauf, immer neben und nie direkt auf die Wirbelsäule zu drücken!

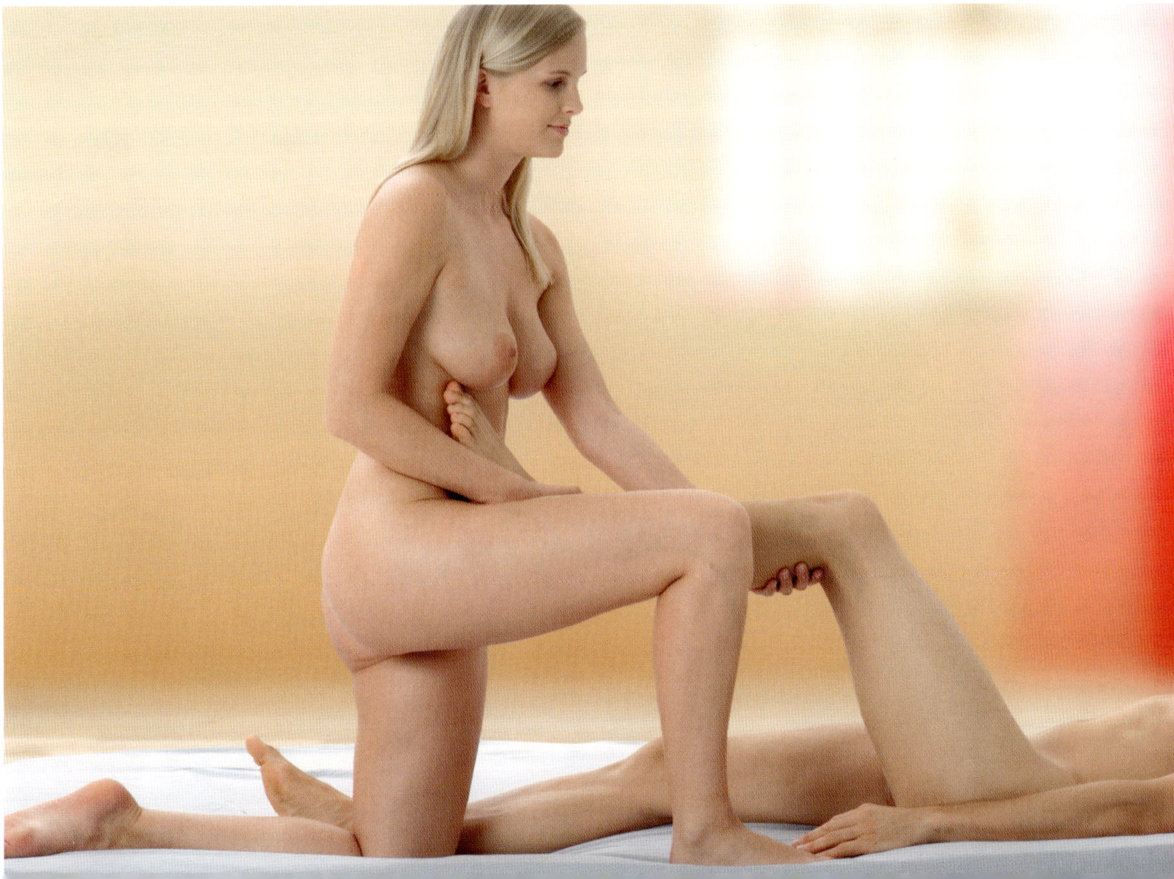

Das Bein sanft vor und zurück schaukeln

Tantra-Massagen: die Basics

Die Grundlagen der Tantra-Massage stammen aus der Tantra-Philosophie, einer jahrtausendealten indischen Weisheitslehre, die die Einheit allen Seins lehrt. Tantra leitet seine Anhänger dazu an, die Erleuchtung nicht nur im Geist anzustreben, sondern in allen Bereichen ihres Lebens ihr wahres Selbst zu erkennen – auch auf körperlicher Ebene. Die sexuelle Energie, die bei der körperlichen Vereinigung von Mann und Frau freigesetzt wird, wird dabei als Kraftquelle genutzt, um spirituelle Erfahrungen zu machen und einen ekstatischen Bewusstseinszustand zu erreichen. Dafür wird die sexuelle Begegnung im Tantra als Ritual zelebriert, das den Beteiligten eine Erfahrung der Einheit mit sich selbst, ihrem Partner und allem Sein ermöglicht.

Die ursprünglichen tantrischen Lehren waren nicht auf den sexuellen Kontext beschränkt, sondern umfassten alle Lebensbereiche. Auch gab und gibt es verschiedene tantrische Schulen, in denen die Sexualität keine besondere Rolle spielt. Im Westen hat die Tantra-Philosophie erst seit den 1970er Jahren zunehmende Verbreitung gefunden. Dabei wurden die ursprünglichen indischen Lehren jedoch oft stark angepasst und unterschiedlich gewichtet. Die größte Beachtung finden meist die sexuellen Aspekte des Tantra, die auch die Grundlage für die Tantra-Massage bilden.

Die Tantra-Massage zielt nicht darauf ab, durch das Bearbeiten bestimmter Muskeln oder Körperbereiche eine konkrete körperliche Wirkung wie etwa Schmerzlinderung zu erreichen. Stattdessen zelebriert sie die Kunst der sinnlichen Berührung und Hingabe. Auch wenn die Tantra-Massage immer wieder im Zusammenhang mit sexuellen Dienstleistungen angeboten wird, ist sie in Wirklichkeit viel mehr als ein ausgedehntes Vorspiel mit exotischen Zutaten.

Eine echte Tantra-Massage hat zwar durchaus das Ziel, sexuelle Kräfte im Körper freizusetzen. Aber diese Energien sollen nicht gleich wieder im Orgasmus entladen werden, sondern so lange wie möglich jede Körperzelle durchfluten und die beiden Partner in Hingabe und Lebenslust vereinen.

Die Tantra-Massage ist daher eigentlich vor allem ein fein ausgearbeitetes Trainingsprogramm für unsere Sinnlichkeit, unsere Erregungsfähigkeit und unser ekstatisches Potenzial. Sie lehrt uns, uns mit jeder Faser unseres Körpers der lustvollen Begegnung mit unserem Partner hinzugeben und unser gesamtes Wesen für die Freude daran zu öffnen.

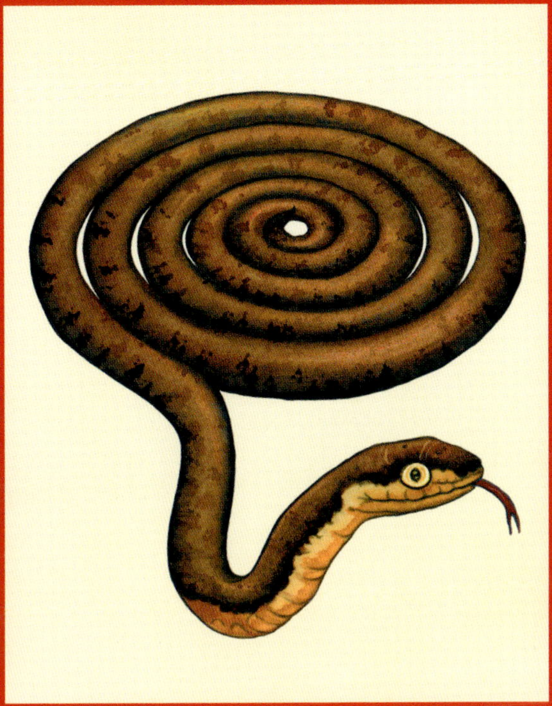

Die Kundalini erwecken

In den Lehren des Tantrismus ist die Kundalini die ursprüngliche Lebenskraft, die in jedem Menschen verborgen ist. Diese schöpferische Energie gilt es zu wecken, um höhere Bewusstseinszustände zu erreichen. Die Kundalini wird meist in Form einer schlafenden Schlange dargestellt, die zusammengerollt im Beckenboden ruht. Durch rituelle tantrische Praktiken soll diese Kundalini-Schlange erweckt und ihre Energie entlang der Wirbelsäule durch den gesamten Körper bis zum Scheitel geführt werden. Dadurch verteilt sich die Energie im gesamten Körper und auf allen Ebenen des Seins.

In der heutigen Sichtweise entspricht diese Kundalini-Energie der sexuellen Energie, die sich durch die Anziehungskraft zwischen zwei Menschen aufbaut und sich beim Sex im Orgasmus entlädt. Tantrische Techniken sollen dabei helfen, diese Energie zu steigern und so intensiv wie möglich auszukosten, bevor sie im Orgasmus ihren Höhepunkt erreicht und danach schnell verpufft.

Fest der Sinnlichkeit

Viele Elemente der Tantra-Massage finden sich auch in anderen erotischen Massagetechniken wieder, aber nur in der Tantra-Massage vereinen sie sich zu einem solchen Fest der Sinnlichkeit. Bei der Tantra-Massage ist es besonders wichtig, einen stimmungsvollen, rituellen Rahmen zu schaffen, in dem sich beide Partner mit allen Sinnen und in aller Ruhe begegnen können. Meditative Konzentration ist im Tantra entscheidend. Der Massageraum sollte daher von allen störenden oder ablenkenden Dingen befreit werden.

Dekorieren Sie den Raum mit farbigen Tüchern, Vorhängen oder Kissen. Oder mit Bildern, die Liebe und Leidenschaft symbolisieren. Erfüllen Sie das Zimmer zudem mit sinnlichen Düften und sanfter Musik und sorgen Sie für eine angenehm warme Raumtemperatur. Stellen Sie auch etwas klein geschnittenes Obst oder Schokolade schön angerichtet in einem Schälchen bereit sowie zwei

Gläser und einen Krug mit Wasser, Saft oder Wein. Schließlich benötigen Sie noch viel Massageöl und einige dicke, flauschige Handtücher als Unterlage. Bitten Sie Ihren Partner, vor der Massage gemeinsam mit Ihnen ausgiebig zu duschen oder zu baden. Schon währenddessen können Sie sich auf das gemeinsame Fest der Sinnlichkeit einstimmen. Lassen Sie beim Betreten des Massageraums

Gemeinsam ins Hier und Jetzt eintauchen

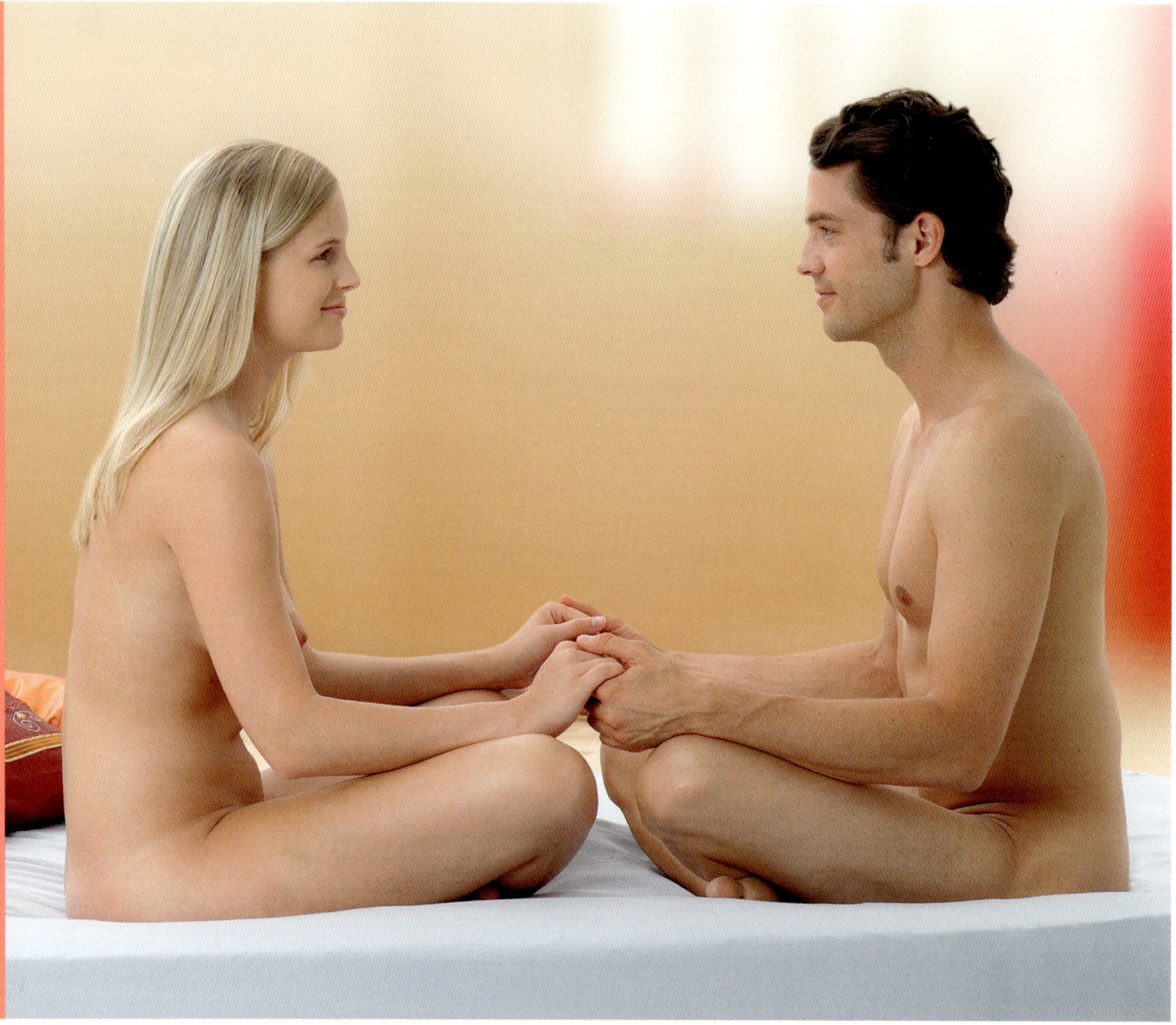

bewusst alle Alltagssorgen draußen vor der Tür. Nun zählt nur noch das Hier und Jetzt und Ihre einzigen Gesprächsthemen ab sofort sollten Ihre Gefühle und Wünsche sein. Entkleiden Sie sich gegenseitig und lassen Sie sich einander zugewandt auf Ihrer Massageinsel nieder. Entspannen Sie sich und bieten Sie sich gegenseitig etwas zu trinken und ein wenig Obst an, mit dem Sie sich liebevoll »füttern« können. Sehen Sie einander tief in die Augen und genießen Sie die Gegenwart Ihres Partners.

Verlangsamen Sie allmählich Ihre Atmung. Atmen Sie ausschließlich durch die Nase und achten Sie darauf, das Ausatmen zu verlängern. Lassen Sie mit dem Ausatmen bewusst negative Gedanken entweichen, bis Sie sich klar und leicht fühlen.

Wenn Sie möchten, können Sie nun noch gemeinsam eine kurze Atemübung durchführen. Sie wird im Tantra angewandt, um in kürzester Zeit seelische und körperliche Belastungen loszulassen und vollkommen in das Hier und Jetzt eintauchen zu können. Atmen Sie dazu in folgendem Rhythmus: Atmen Sie vier Sekunden durch die Nase ein, halten Sie die Luft vier Sekunden lang an und atmen Sie dann acht Sekunden lang sanft durch den leicht geöffneten Mund aus. Wiederholen Sie diese Atemweise insgesamt siebenmal.

Dann bitten Sie Ihren Partner, sich für die Massage zunächst auf den Bauch zu legen. Wärmen Sie etwas Öl in Ihren Händen an, um es dann mit sanftem Streicheln auf seinem Körper zu verteilen. Sie können dabei in Kreisen oder auch gerade streichen, die Berührung sollte aber zart und ohne Druck sein – schließlich wollen Sie keine verspannten Muskeln lockern, sondern Lust und Sinnlichkeit in Ihrem Partner wecken.

Lassen Sie Ihre Hände über den gesamten Körper Ihres Partners wandern und schenken Sie allen erotischen Zonen Ihre besondere Aufmerksamkeit. Ihr Partner sollte diese Zärtlichkeiten nicht einfach nur passiv hinnehmen: Fordern Sie ihn dazu auf, seinem Behagen und seiner Lust mit Lauten, Worten und Bewegungen Ausdruck zu verleihen.

Wenn Sie bei den Zehenspitzen angekommen sind, bitten Sie Ihren Partner, sich jetzt auf den Rücken zu legen. Achten Sie bei der Massage im Intimbereich darauf, Ihren Partner nicht ungewollt bis zum Orgasmus zu stimulieren. Helfen Sie ihm dabei, die sexuelle Energie aus dem Becken im gesamten Körper zu verteilen, indem Sie mit langen, geraden Bewegungen vom Becken bis hoch zur Brust streichen. An der Wirbelsäule entlang liegen die Chakras, die Energiewirbel. Durch diese Zentren kann die Energie in sieben Schritten vom Beckenboden bis zum Scheitel aufwärts steigen.

Bitten Sie Ihren Partner, tief zu atmen und zu spüren, wie die Lust seinen Körper erfüllt. Schenken Sie auch seinem Gesicht Ihre liebevolle Aufmerksamkeit und baden Sie es in zarten Berührungen. Zuletzt streichen Sie mit Ihren Fingerspitzen sanft durch die Haare Ihres Partners.

Zum Abschluss schließen beide die Augen und spüren den Wirkungen nach. Setzen Sie sich dazu neben Ihren Partner, legen Sie eine Hand auf seinen Bauch, die andere auf den Brustkorb. Spüren Sie seinen Atem und bringen Sie Ihren Atem in den gleichen Rhythmus.

Shiatsu-Massagen: die Basics

Shiatsu entstand zu Beginn des 20. Jahrhunderts in Japan, aber seine Grundlagen lassen sich über viele Jahrhunderte hinweg zurückverfolgen. Die Wurzeln liegen in der Traditionellen Chinesischen Medizin und der darin gebräuchlichen Vorstellung, dass der Körper des Menschen von einem System von Energiebahnen, den Meridianen, durchzogen wird. Störungen des Energieflusses in diesen Meridianen führen zu Beschwerden in Körper, Seele und Geist. Während bei Akupunktur und Akupressur bestimmte Punkte auf diesen Meridianen behandelt werden, konzentriert sich die Shiatsu-Massage auf die Energiebahnen selbst. Dabei wird der Druck mit Handballen, Daumen oder der gesamten Handfläche ausgeübt. Erfahrene Therapeuten setzen zudem auch die Ellbogen, Knie oder Füße ein.

Die Meridiane sind Energieleitbahnen, die den ganzen Körper durchziehen.

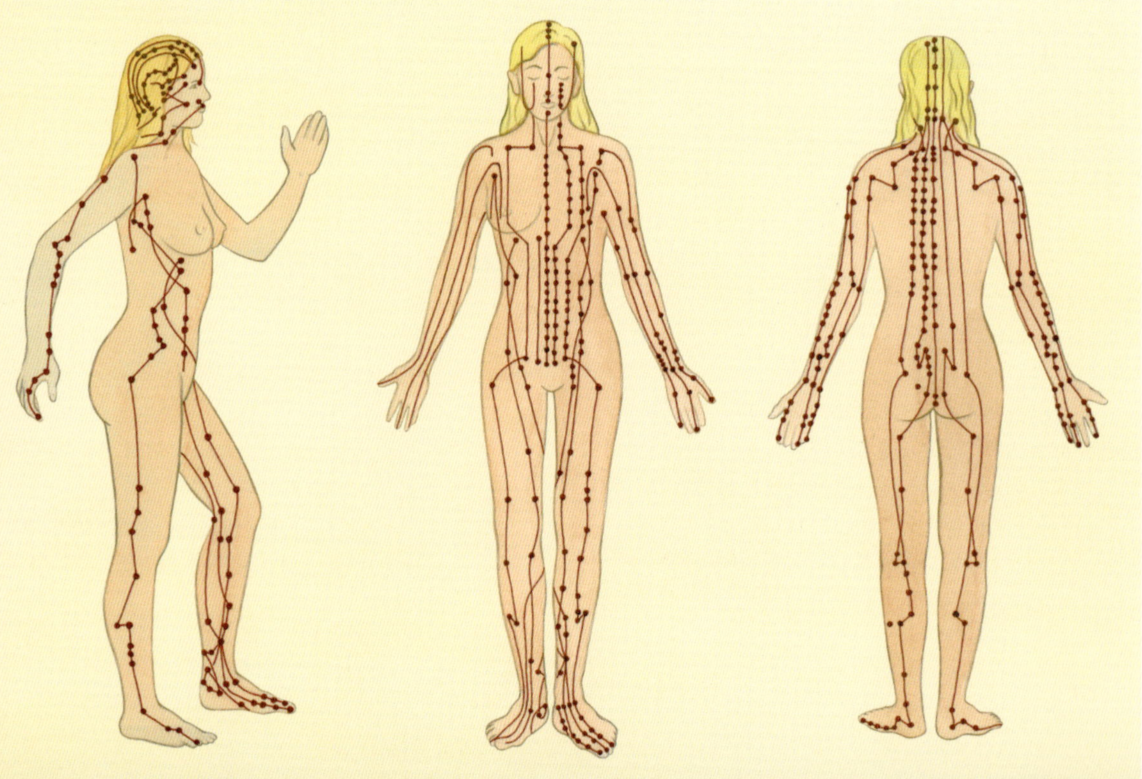

Die Energie zum Fließen bringen

Die Shiatsu-Massage dient zwar vor allem der Gesundheitspflege, hat aber auch erotische Aspekte. Shiatsu zielt darauf ab, den Energiehaushalt des Körpers auszugleichen und den Fluss der Energie in den Meridianen zu verbessern. So hilft diese Massage dabei, ideale Voraussetzungen für eine vitale, erfüllte Sexualität zu schaffen. Je besser der energetische Allgemeinzustand ist, desto intensiver erleben wir die Begegnung mit unserem Partner.

Beim Shiatsu schenken Sie Ihrem Partner Entspannung, Sinnlichkeit und Geborgenheit, indem Sie sich aktiv um sein Wohlbefinden kümmern. Das Freisetzen der Energie in den Meridianen kann zudem zu intensiven Lusterfahrungen führen.

Die folgende kleine Shiatsu-Massage eignet sich gut dafür, Körper und Geist zu entspannen und den Energiefluss in jenen Meridianen zu harmonisieren, die für eine erfüllte Sexualität besonders wichtig sind.

Sie benötigen nichts weiter als eine feste Unterlage, Massageöl kommt nicht zur Verwendung! Shiatsu-Behandlungen werden normalerweise mit leichter Bekleidung durchgeführt, aber Ihren Partner können Sie natürlich auch direkt auf nackter Haut massieren.

- Zu Beginn setzen Sie und Ihr Partner sich gegenüber und zentrieren Ihr Bewusstsein auf Ihr Hara. Das Hara ist Ihr Körperschwerpunkt, dessen Zentrum im Bauchraum rund drei Finger breit unterhalb des Nabels liegt. Für den Massierenden ist sein Hara das Zentrum, aus dem er seine Kraft schöpft, denn im Shiatsu wird vorwiegend das Körpergewicht eingesetzt, um Druck auszuüben. Gleichzeitig ist Hara jedoch auch ein Energiezentrum, das mit dem Energiesystem der Meridiane in Verbindung steht und Rückschlüsse auf den Energiehaushalt des Massierten erlaubt.
- Sitzen Sie aufrecht, schließen Sie die Augen und legen Sie eine Hand etwas unterhalb des Nabels auf Ihren Bauch. Atmen Sie ruhig und stellen Sie sich vor, wie sich mit jedem Atemzug Energie in Ihrem Bauch sammelt ...
- Dann öffnen Sie die Augen und legen Ihre Hand auf das Hara, also den Unterbauch Ihres Partners. Fordern Sie ihn auf, ebenfalls die Augen zu schließen, tief und ruhig zu atmen und die Bauchmuskeln zu entspannen.
- Versuchen Sie wahrzunehmen, wie sich das Hara Ihres Partners anfühlt, ob es kalt oder heiß, hart oder weich, verspannt oder lebendig ist. Auch wenn Sie Ihre Empfindungen nicht gleich einordnen können, öffnet Sie diese Aufmerksamkeit für das energetische Geschehen im Körper Ihres Partners. So werden Sie beide auf die Shiatsu-Massage eingestimmt.
- Nach einiger Zeit fordern Sie Ihren Partner auf, die Augen wieder zu öffnen und sich auf den Bauch zu legen. Achten Sie dabei und auch im weiteren Verlauf der Massage darauf, den Kontakt zwischen Ihren Händen und seinem Körper möglichst selten zu unterbrechen und Ihren Partner ab jetzt immer mit einer Hand zu berühren. Die passive Hand wird im Shiatsu als »Mutterhand« bezeichnet.

Knien oder hocken Sie sich dann neben Ihren Partner, sodass Ihr Hara ihm zugewandt ist, und legen Sie eine Handfläche sanft auf sein Kreuz. Nehmen Sie sich einen Moment lang Zeit, sich auf seine Atmung und seinen Energiefluss einzustimmen.

Beginnen Sie nun die Shiatsu-Massage damit, dass Sie die Wirbelsäule dehnen. Dafür legen Sie Ihre beiden Handflächen nebeneinander in der Mitte des Rückens auf die Wirbelsäule, lehnen Sie sich etwas nach vorn, um sanften Druck auszuüben, und lassen Sie Ihre Hände auseinandergleiten, bis sie im Nacken bzw. Kreuzbein angekommen sind. Achten Sie dabei darauf, den Druck auf die gesamten Handflächen zu verteilen und nie direkt auf die Wirbel zu drücken!

Nun können Sie den Energiefluss im Blasenmeridian harmonisieren, der links und rechts parallel zur Wirbelsäule nach unten verläuft. Dafür legen Sie Ihre obere, dem Kopf Ihres Partners zugewandte Hand auf Höhe des Schulterblatts neben die Wirbelsäule und Ihre andere Hand direkt daneben. Die obere Hand hat nur eine stützende Funktion und bleibt ruhig liegen, während Sie mit der unteren

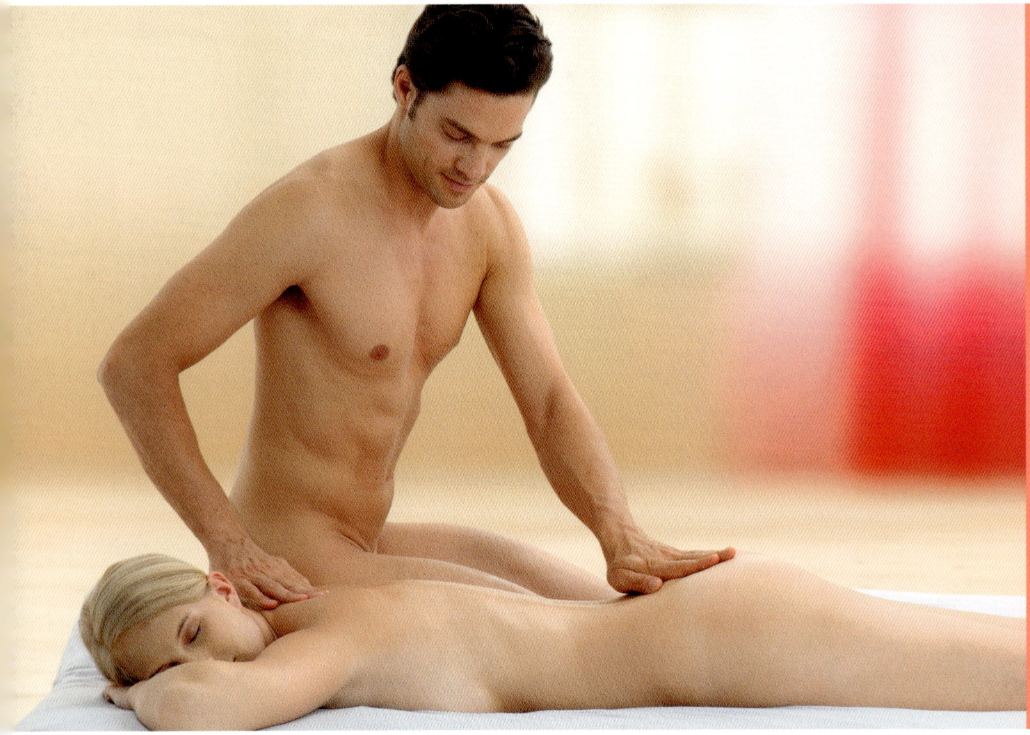

links:
Dehnen Sie die Wirbelsäule mit sanftem Zug.

rechts:
Streichen Sie mit dem Handballen die Beinrückseite aus.

Hand den Rücken hinab bis zum Kreuz gleiten und dabei konstanten Druck mit der Handfläche ausüben. Wiederholen Sie die Bewegung auch auf der anderen Körperseite.

- Als Nächstes legen Sie die stützende obere Hand ins Kreuz Ihres Partners und üben mit dem Handballen der anderen Hand vorsichtig einen kräftigen Druck um jede Gesäßhälfte herum aus.
- Richten Sie sich nun auf und stellen Sie einen Fuß auf, damit Sie sich weiter über den Rücken Ihres Partners beugen können. Legen Sie beide Hände links und rechts der Wirbelsäule auf seine Taille, legen Sie Ihr Körpergewicht darauf und schieben Sie Ihre Hände nach unten bis zum Kreuzbein.
- Knien Sie sich wieder hin, diesmal neben die Beine Ihres Partners. Legen Sie Ihre obere Hand stützend auf das Kreuzbein und streichen Sie mit dem Handballen der anderen Hand mit festem Druck mittig die Rückseite des Beines hinab, bis Sie am Außenknöchel angelangen. Wiederholen Sie die Bewegung am anderen Bein.
- Dann massieren Sie an jedem Bein vom Innenknöchel über die Innenseite des Beines nach oben. Dabei sollten Sie sanfter drücken, da die Innenseite empfindlicher ist. Bereiche mit Krampfadern dürfen Sie nicht massieren, sondern nur sanft darüberstreichen.
- Fordern Sie Ihren Partner anschließend auf, sich auf den Rücken zu drehen, und knien Sie sich neben seinen Bauch. Legen Sie Ihre untere Hand als Stütze direkt unterhalb der Leiste auf den Oberschenkel und die andere Hand oberhalb davon. Dann streichen Sie mit wenig Druck etwa eine Hand breit neben der Körpermitte nach oben bis zum Schlüsselbein. Wiederholen Sie die Bewegung auf der anderen Körperseite.
- Zum Abschluss der Shiatsu-Massage legen Sie wieder Ihre Hand auf das Hara Ihres Partners und bitten ihn, die Augen zu schließen, tief und gleichmäßig zu atmen und dem Energiefluss in den massierten Bereichen nachzuspüren. Dann lösen Sie den Kontakt, decken Ihren Partner mit einer leichten Decke zu und lassen ihn noch einige Minuten lang ausruhen.

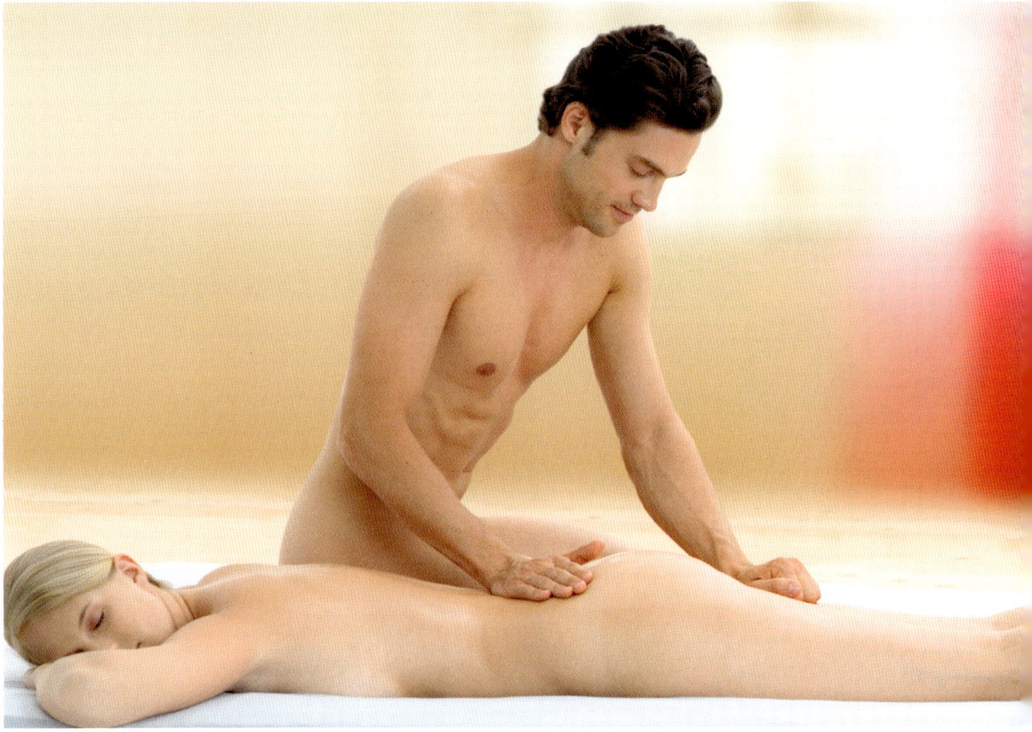

Die erotischen Reflexpunkte

Aus den asiatischen Massagetraditionen stammt auch das Wissen um die erotischen Reflexpunkte. Diese entsprechen bestimmten Punkten aus Akupunktur, Akupressur und Shiatsu. Sie können aber nicht nur zur Gesundheitsvorsorge und zur Behandlung eingesetzt werden, sondern auch dazu, die Sinnlichkeit zu erwecken und unsere Körper empfänglicher für Lust und Leidenschaft zu machen.

Sie können diese Punkte im Rahmen einer Shiatsu-Massage zusätzlich behandeln, indem Sie jeweils die Punkte des Körperbereichs, den Sie gerade massieren, ein bis zwei Minuten lang mit dem Daumenballen drücken. Es ist jedoch keine besondere Vorbereitung nötig, um diese Punkte zu aktivieren, also können Sie sie auch spontan im Lauf des Tages gelegentlich drücken, um sie anzuregen.

rechts:
Auf der Mittellinie des Körpers liegen wichtige erotisierende Reflexzonen.

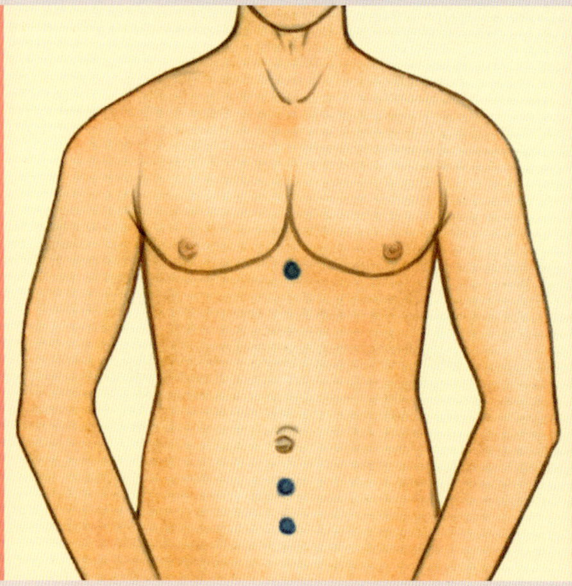

rechts:
An den Beinpunkten können Sie ruhig etwas kräftigeren Druck ausüben.

Punkte an Bauch und Brust

Hier befinden sich gleich mehrere erotische Reflexpunkte, die alle auf der Mittellinie des Körpers liegen. Den ersten davon finden Sie am unteren Ende des Brustbeins. Der Punkt »Meer der Energie«, der drei Finger breit unterhalb des Nabels liegt, ist der wichtigste erotische Reflexpunkt im Bereich des Bauches: Wie sein Name schon sagt, verleiht er neue Energie und zwar auch in sexueller Hinsicht. Sie können seine Wirkung noch verstärken, indem Sie auch den Punkt drücken, der sich eine Hand breit unterhalb des Nabels befindet.

Achtung: In der Schwangerschaft sollten Sie keine Massagen im Bereich des Bauches durchführen und auch keine Reflexpunkte drücken! Im Zweifelsfall sollten Sie immer erst den Arzt fragen.

Punkte an den Beinen

An der Innenseite des Oberschenkels befindet sich einer der wichtigsten erotischen Reflexpunkte. Er liegt genau in der Mitte zwischen dem Beinansatz und dem Knie. Zusätzlich können Sie am Innenknöchel den Bereich zwischen Knöchel und Achillessehne massieren. Dicht unter dem Knie liegt ein weiterer wirksamer Reflexpunkt. Er befindet sich außen neben dem Schienbein in einer kleinen Vertiefung.

Punkte am Handgelenk

Am Handgelenk befinden sich mehrere Reflexpunkte dicht beieinander. Aktivieren Sie sie, indem Sie das Handgelenk und die unterste Handbreit des Unterarms umfassen und massieren.

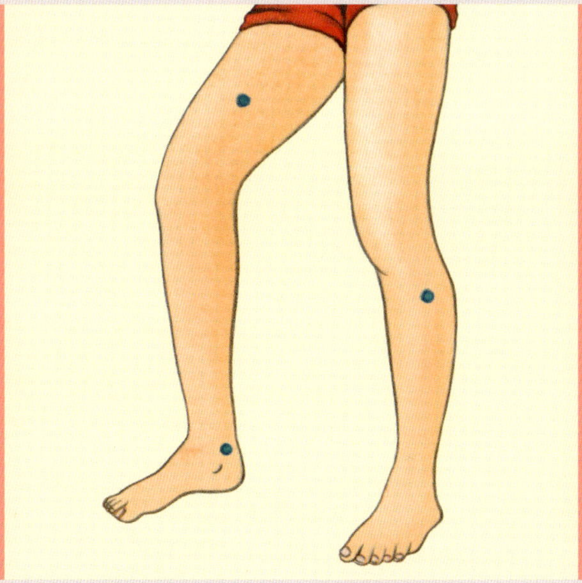

rechts:
Drücken Sie die einzelnen Punkte oder massieren Sie gleich das ganze Handgelenk.

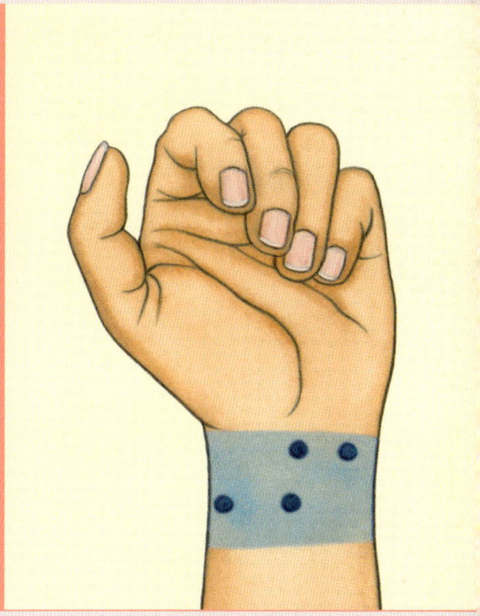

Massage-Quickies

für jede Gelegenheit

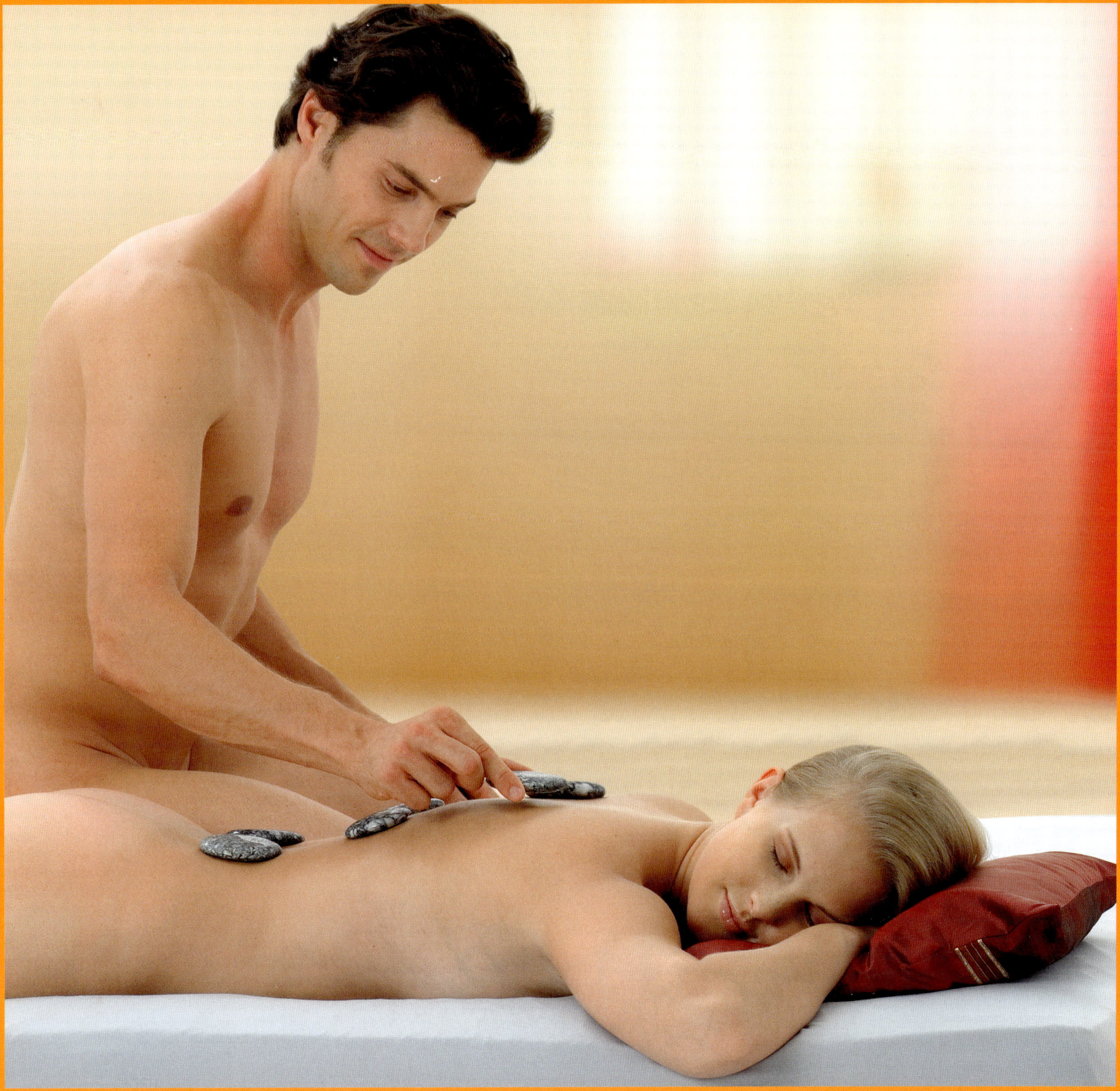

Kurzmassagen: nicht nur zum Einstieg

Nicht immer ist Zeit für eine ausgiebige Ganzkörpermassage und Sie haben vielleicht auch nicht immer einen ungestörten Massageraum zur Verfügung. Das muss Sie jedoch nicht davon abhalten, sich und Ihren Partner mit einigen erotischen Massagestreicheleinheiten zu verwöhnen.

Obwohl die erotische Partnermassage ihre Wirkung am besten entfalten kann, wenn Sie sie genussvoll mit allem, was dazu gehört, zelebrieren, können Sie auch mit kleinen Kurzmassagen zwischendurch viel Sinnlichkeit in Ihre Partnerschaft zaubern. Die Massage-Quickies, die Sie in diesem Kapitel ken-

Auch Mini-Massagen steigern die Lust.

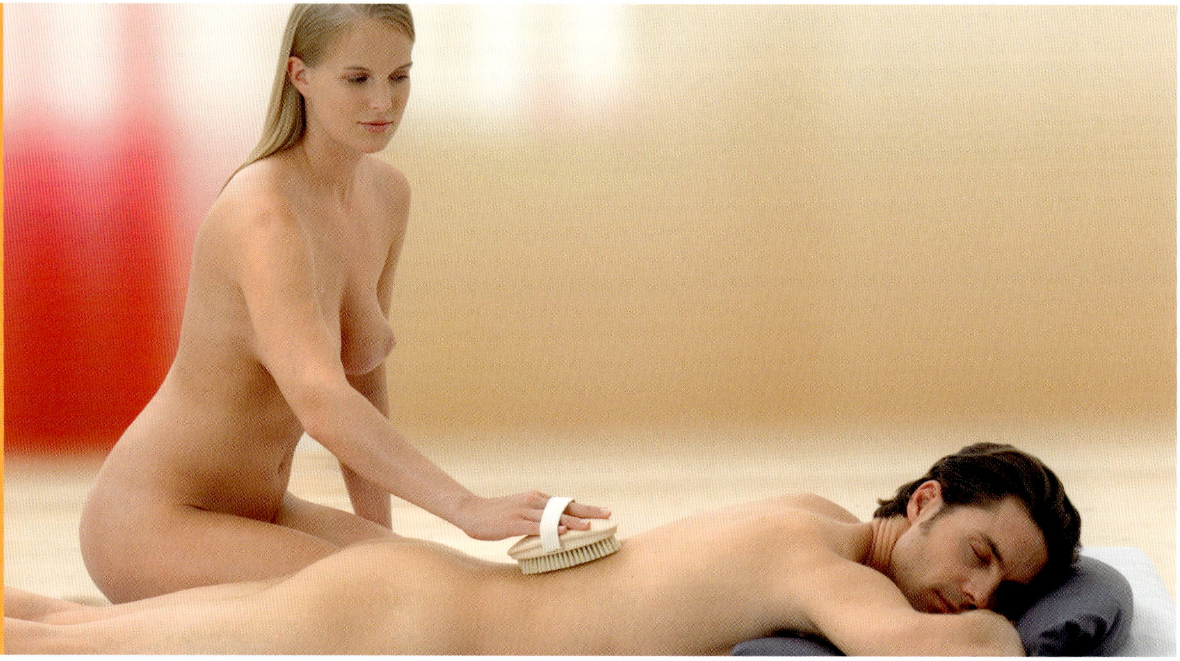

nenlernen, eignen sich dafür ganz hervorragend: Kurze Kopf-, Fuß- oder Handmassagen können Sie an fast jedem Ort durchführen, ohne dass Ihre Umgebung gleich auf die prickelnde Spannung aufmerksam wird, die sich dadurch zwischen Ihnen und Ihrem Partner aufbaut. Mit einer kleinen Energiemassage können Sie sich oder Ihrem Partner im Nu wieder neue Kräfte verleihen – auch nach einem noch so anstrengenden Tag im Büro. Und Massagebälle und anderes »Spielzeug« machen Ihre Kurzmassage im Handumdrehen zu einem Erlebnis der ganz besonderen Art.

Ideal für Anfänger ...

Wer noch gar keine Erfahrung mit der wunderbaren Kunst der Massage hat, findet in den einfachen Techniken dieses Kapitels den perfekten Einstieg in die erotische Partnermassage. Bei diesen Massagen muss niemand befürchten, an den falschen Stellen zu drücken oder einfach nicht den richtigen Rhythmus zu finden, denn es ist praktisch unmöglich, dabei irgendetwas falsch zu machen. Solange Sie mit Freude bei der Sache sind, ist auch die kürzeste Massageeinheit ein Schritt auf Ihrem gemeinsamen Weg zur Entdeckung der Sinnlichkeit.
Ihr Partner weiß noch nicht, was er von der erotischen Partnermassage halten soll? Auch in diesem Fall lohnt es sich, zunächst einmal die Kurzmassagen aus diesem Kapitel auszuprobieren. Sie erfordern meist nur wenig Aufwand und Vorbereitung und eignen sich gut dafür, auch Massagemuffel davon zu überzeugen, wie schön ein bisschen mehr Berührung durch den geliebten Partner ist.

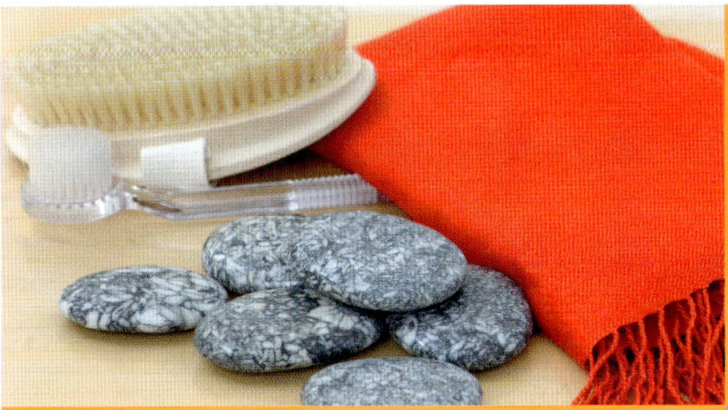

links:
Nutzen Sie Ihre ganze Fantasie ...

rechts:
... und Ihr Einfühlungsvermögen!

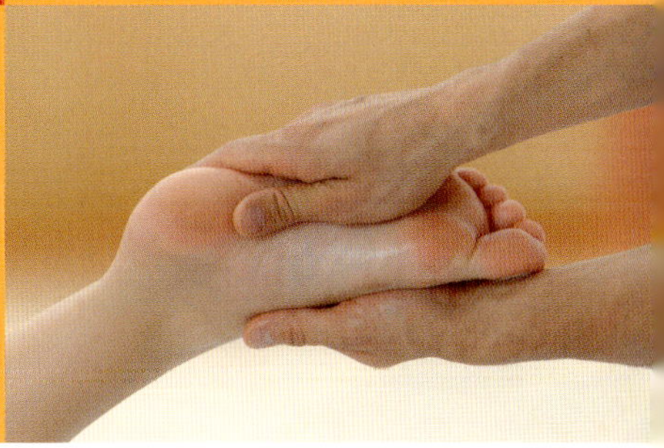

... und die perfekte Abwechslung für Könner

Wenn Sie schon mehr Erfahrung mit der erotischen Partnermassage oder anderen Massagetechniken gesammelt haben, werden Ihnen sicherlich die folgenden Anregungen ebenfalls gut gefallen – vor allem, weil sie sich so schnell und unkompliziert einsetzen lassen und viel Abwechslung in die Kunst der liebevollen Berührungen bringen. Mit einer kleinen Kurzmassage können Sie Ihrem Partner einen Vorgeschmack auf ausgiebigere Streicheleinheiten geben – Sie können damit eine ausgedehnte Ganzkörpermassage einleiten oder auflockern und Sie können Ihrem Partner ohne große Worte zeigen, wie sehr Sie ihn lieben und begehren.

Die traditionelle indische Kopfhautmassage

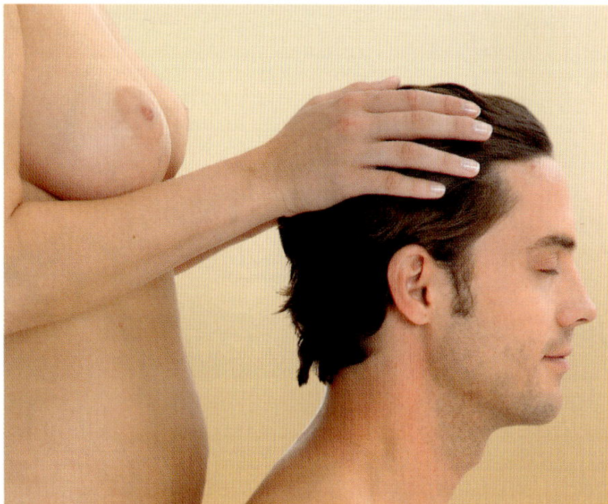

links:
Mit den Handflächen abwärts streichen

rechts:
Mit den Fingerkuppen kreisen

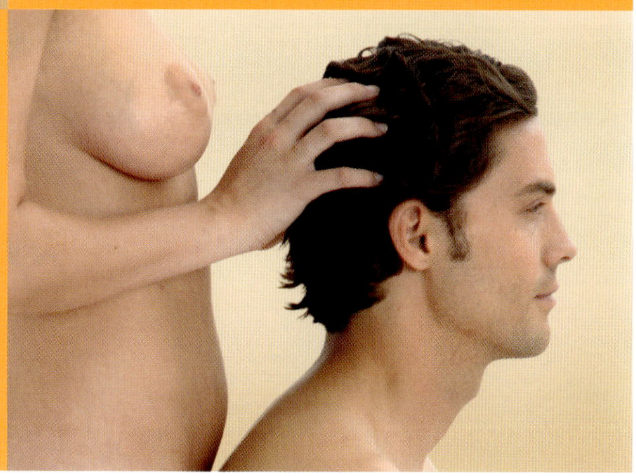

In Indien ist die Kopfhautmassage, deren Techniken teilweise aus dem Ayurveda stammen, weit verbreitet. Sie wird eingesetzt, um Stress abzubauen, Verspannungen im Bereich von Nacken und Kopf zu lindern oder sich nach einem langen Arbeitstag zu entspannen. Auch wer in Indien zum Friseur oder Barbier geht, kann mit einer entspannenden Kopfhautmassage rechnen.
Erotisch wird diese Massage aber erst, wenn sie zwischen zwei sich liebenden Partnern verabreicht wird, denn die einfühlsame Kopfmassage wird dann zu einer intensiven Liebkosung.

Eine Zärtlichkeit der besonderen Art

Bei der indischen Kopfhautmassage sitzt der Partner aufrecht auf einem Hocker, ohne sich mit dem Rücken am Massierenden anzulehnen. Dieser steht hinter ihm und kann so bequem den gesamten Kopf erreichen.

Beginnen Sie die Massage, indem Sie Ihrem Partner einige Male sanft mit den Handflächen von der Stirn und den Wangen aus über Kopf und Nacken bis hin zu den Schultern streichen. Führen Sie die Bewegungen dabei sehr langsam aus.

Danach massieren Sie nur noch mit den Kuppen der Finger und Daumen weiter. Die Finger sind dabei leicht gespreizt, als würden Sie einen Ball damit umfassen wollen. Massieren Sie in kleinen Kreisen den gesamten Kopf. Fangen Sie an der Stirn dicht über den Augenbrauen an und lassen Sie Ihre Hände dann kreisend über den Scheitel bis in den Nacken und zu den Schultern wandern. Um Spannungen zu lösen, ist es wichtig, Nacken und Schultern in die Massage mit einzubeziehen.

Wenn Sie bei den Schultern angekommen sind, setzen Sie die Hände erneut an der Stirn an, diesmal aber etwas seitlicher als beim ersten Mal. Massieren Sie wieder in kleinen Kreisen bis zu den Schultern. Beim nächsten Mal setzen Sie Ihre Hände an den Schläfen an und danach im Bereich der Wangenknochen. Dabei massieren Sie um das Ohr herum und dann weiter zu Nacken und Schultern. Zuletzt beginnen Sie direkt hinter der Ohrmuschel und massieren zuerst in Richtung Nacken und dann bis zu den Schultern.

Nachdem Sie auf diese Weise die Kopfhaut gelockert und die Durchblutung angeregt haben, ziehen Sie als Nächstes Ihre Fingerkuppen mit sanftem Druck über den Kopf bis zu den Schultern: zuerst von der Mitte der Stirn gerade über den Scheitel nach hinten und danach jeweils ein kleines Stückchen weiter außen am Kopf entlang.

Zum Abschluss ziehen Sie sanft an den Haaren Ihres Partners. Drehen Sie Ihre Hände, bis die Fingerspitzen nach oben zeigen. Fahren Sie mit geöffneten Fingern in seine Haare und ziehen Sie die Haare sanft vom Kopf weg, indem Sie Ihre Finger schließen und dabei die Hände vom Kopf abheben. Das Ziehen sollte spürbar sein, aber die Haare müssen dabei durch Ihre Finger gleiten können. Probieren Sie am besten vorher an Ihren eigenen Haaren aus, wie stark Sie ziehen können, ohne dass es schmerzt. Arbeiten Sie auf diese Weise erst entlang des Haaransatzes und dann im Zickzack quer über den Kopf nach hinten bis zum Nacken.

Die prickelnde Fuß(-reflexzonen-)massage

Auch unsere Füße brauchen Streicheleinheiten.

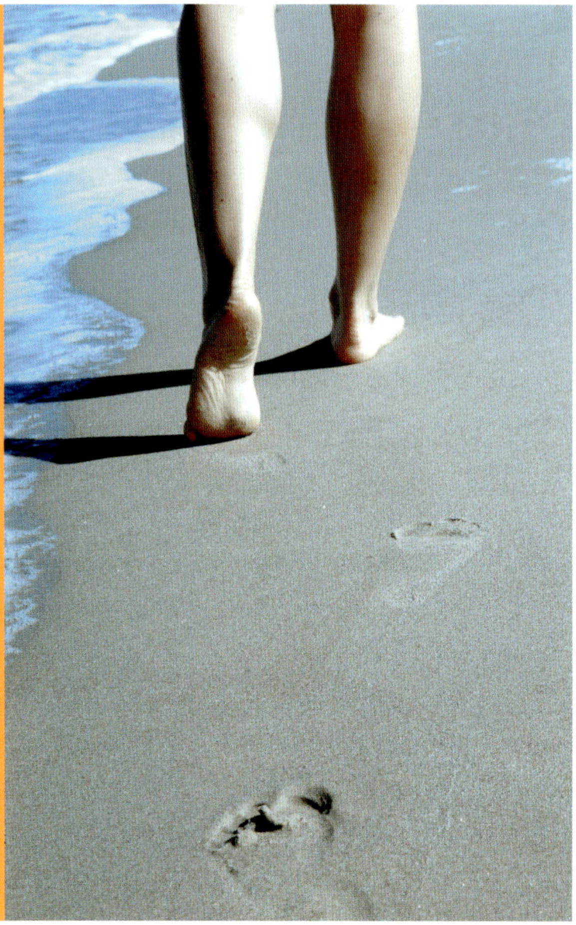

Obwohl uns unsere Füße durch unser gesamtes Leben tragen, schenken wir ihnen oft nicht so viel Aufmerksamkeit und Zuwendung, wie sie eigentlich verdienen. Daher ist es umso schöner, wenn unser Partner sich unserer Füße annimmt und sie mit seinen Berührungen liebkost. Eine Fußmassage ist aber nicht nur wunderbar entspannend, sie kann auch ganz schön prickelnd sein: An den Füße befinden sich unter den bekannten Reflexzonen auch erotische Zonen, die die sexuelle Energie zum Fließen bringen.

Die perfekte Vorbereitung: ein heißes Fußbad

Der perfekte Einstieg für eine erotische Fußmassage ist ein kurzes, wohlig warmes Fußbad. Natürlich können Sie die Füße auch ohne diese Vorbereitung massieren, wenn Sie gerade keine Zeit oder keine Gelegenheit dafür haben, aber durch das Bad werden die Füße noch empfänglicher für die anschließenden Streicheleinheiten. Lassen Sie Ihren Partner auf einem bequemen Sessel oder auf dem Sofa Platz nehmen, damit er seine Füße bequem in eine kleine Wanne für das Fußbad stellen kann. Dann füllen Sie die Wanne mit warmem Wasser und geben einen duftenden Badezusatz hinein.

Lassen Sie seine Füße einige Minuten lang einweichen, am besten, bis die Wärme des Bades seinen ganzen Körper erfüllt hat. Danach nehmen Sie erst den einen, dann den anderen Fuß aus dem Wasser, legen ihn auf ein dickes Handtuch auf Ihren Schoß und reiben den ganzen Fuß kräftig mit einem Duschpeeling ein. Waschen Sie das Peeling mit dem Wasser in der Wanne ab und tupfen Sie den Fuß sanft trocken.

Los geht's

- Für die Fußmassage selbst kann sich Ihr Partner nun bequem hinlegen. Schieben Sie ein Kissen unter seine Knie und setzen Sie sich vor seine Füße. Verteilen Sie ein wenig Massageöl zwischen Ihren Handflächen und reiben Sie die Füße Ihres Partners mit einigen streichenden Bewegungen von allen Seiten damit ein. Beginnen Sie nun mit der Massage am rechten Fuß Ihres Partners.
- Legen Sie Ihre Hände mit entspannten Fingern links und rechts um den Fuß und bewegen Sie Ihre Hände sanft gegeneinander vor und zurück, als würden Sie den Fuß zwischen Ihren Handflächen hin- und herrollen.
- Umfassen Sie mit Ihrer linken Hand Zehen und Fußballen, während Sie Ihre rechte so um den Mittelfuß legen, dass Ihr Daumen genau unterhalb des Fußballens liegt. Biegen Sie nun die Zehen in Richtung des Knies, dann ziehen Sie sie zu sich und halten mit der rechten Hand sanft dagegen, sodass sich der Fuß nach innen wölbt.
- Nehmen Sie den Fuß von oben und unten zwischen beide Handflächen und gleiten Sie einige Male in einer langsamen, fließenden Bewegung von der Ferse bzw. dem Fußrist bis zu den Zehenspitzen. Danach wiederholen Sie das Ganze mit dem linken Fuß Ihres Partners und wechseln die Position Ihrer Hände.
- Wechseln Sie danach wieder zum rechten Fuß Ihres Partners und stützen Sie ihn mit Ihrer linken Hand unter der Ferse ab, sodass Sie mit dem rechten Daumen in kleinen Kreisen die gesamte Fußsohle massieren können. Massieren Sie dabei nicht zu sanft, um Ihren Partner nicht zu kitzeln, und widmen Sie der Ferse und deren hinterem Rand Ihre besondere Aufmerksamkeit, denn dort liegen die Reflexzonen für den Beckenbereich.
- Streichen Sie zum Abschluss einmal mit der Handfläche von den Zehen bis zur Ferse. Wechseln Sie zum linken Fuß und wiederholen Sie die Massage dort.

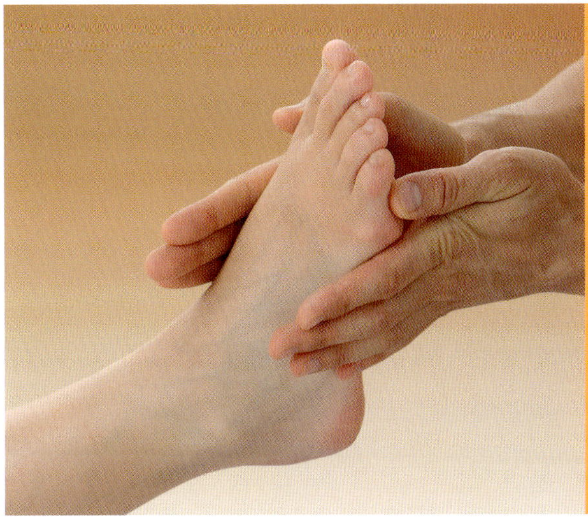

Rollen Sie den Fuß zwischen Ihren Händen.

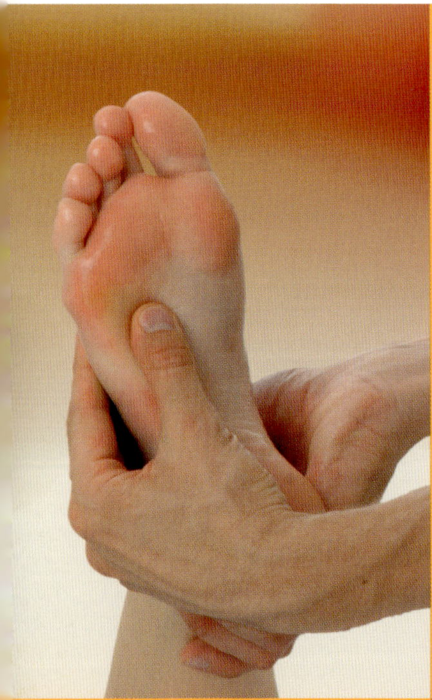

links:
Massieren Sie die ganze Fußsohle schrittweise mit kräftigem Daumenkreisen.

rechts:
Umgreifen Sie jede einzelne Zehe und ziehen Sie daran.

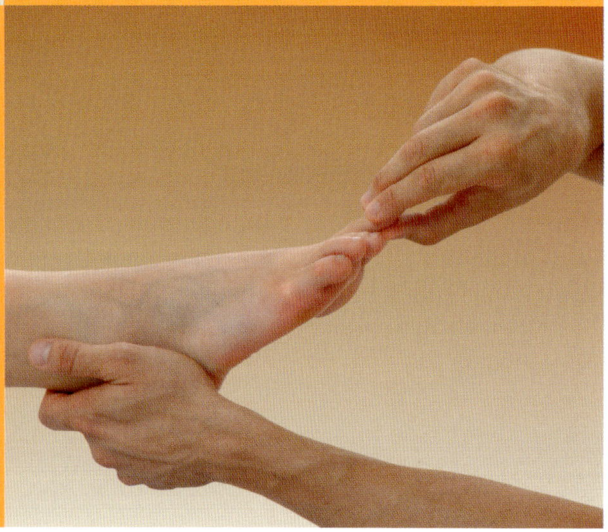

Wecken Sie erotische Energie

- Massieren Sie als Nächstes mit kreisenden Bewegungen die Innenkante des rechten Fußes von der großen Zehe bis zur Ferse. Wenn Sie an der Ferse angekommen sind, nehmen Sie den Fuß so in Ihre Hände, dass Ihre Daumen am Innen- und Außenknöchel liegen, und umkreisen Sie diese mehrere Male sanft. Unterhalb des Innen- und Außenknöchels befinden sich die Reflexzonen der Beckenorgane, die dadurch sanft stimuliert werden. Gleiten Sie danach mit den Daumen mehrere Male über den Fußrist zum gegenüberliegenden Knöchel und wieder zurück. Dann massieren Sie auch den linken Fuß Ihres Partners auf diese Weise.
- Zum Abschluss der Fußmassage widmen Sie sich noch ausgiebig den Zehen Ihres Partners, die Sie umfassen und sanft kneten, daran ziehen, sie kreisen und Ihre Finger durch die Zehenzwischenräume gleiten lassen können. Vergessen Sie dabei nicht, dass Sie auch mit Lippen und Zunge genussvoll mit den Zehen Ihres Partners spielen können. Da gepflegte, saubere Füße genauso hygienisch sind wie gewaschene Hände, brauchen Sie dabei übrigens keinerlei Hemmungen zu haben. In jedem Fall werden Massagespiele am Fuß für wonnige Gefühle sorgen – und zwar bei beiden Partnern ...
- Um die Massage zu beenden, können Sie die Füße Ihres Partners noch einmal entspannt in Ihren Händen halten. Geben Sie ihm auf diese Weise das Gefühl, dass er bei Ihnen geborgen ist und vollkommen loslassen kann.

Handmassage

Die Handmassage, die unter die Haut geht

Nicht nur an den Füßen, sondern auch an den Händen befinden sich viele sexuell anregende Reflexzonen, die das Vergnügen einer erotischen Handmassage auf den gesamten Körper ausdehnen können. Gleichzeitig ist es wunderschön, wenn wir unsere Hände, die sonst den ganzen Tag in Aktion sind, einfach mal in den Hände unseres Partners ablegen und sie von ihm verwöhnen lassen können.

Wie schon bei der Fußmassage, können Sie auch die Handmassage mit einem kurzen, entspannenden Bad für die Hände und einem leichten Peeling einleiten. Haut und Muskeln werden dadurch entspannt und Ihr Partner kann die anschließende Massage umso besser genießen. Ob Ihr Partner bei der Massage sitzt oder liegt, spielt keine Rolle. Eine erotische Handmassage können Sie sogar in der

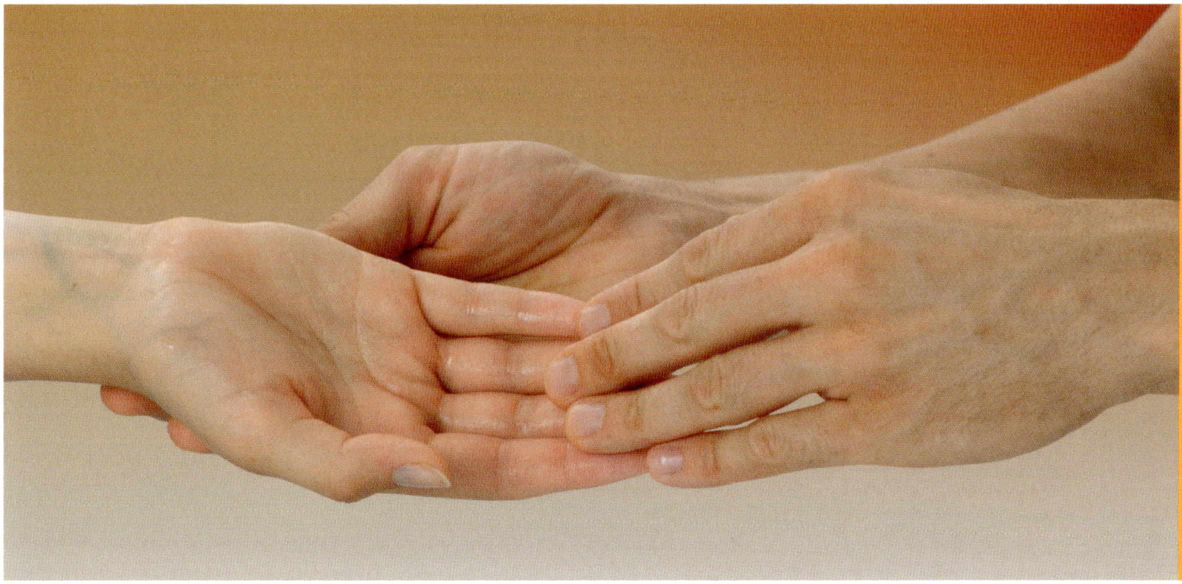

Verteilen Sie viel Öl in der Handfläche.

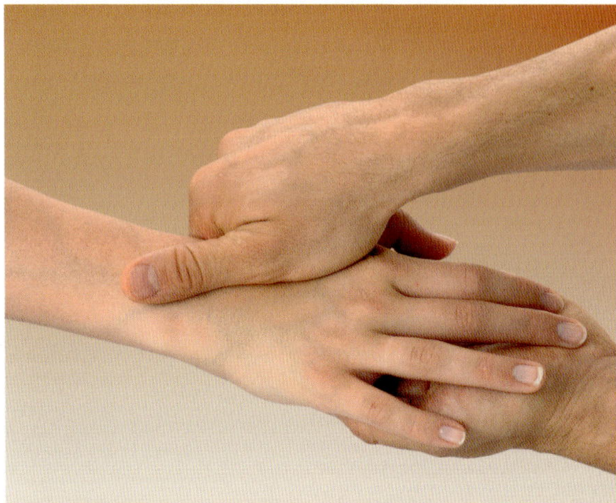

links:
Massieren Sie auch den Handrücken.

rechts:
Daumenkreisen in der Handfläche

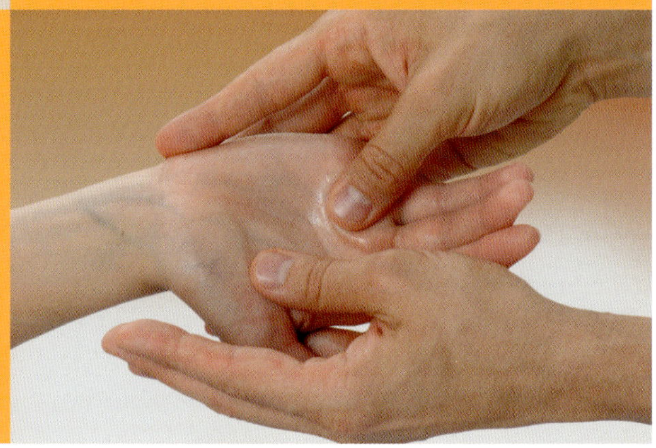

Oper oder beim Spazierengehen durchführen. Sie können sich dabei aus der folgenden Anleitung auch nur einzelne Teile auswählen, die Ihnen besonders gut gefallen.
Eine weitere Möglichkeit, Energien über die Hände auszutauschen und die Sensibilität zu steigern, ist das »Händchenhalten«, das nicht nur Verliebte, sondern alle Paare regelmäßig pflegen sollten.

Los geht's

- Verteilen Sie etwas Massageöl zwischen Ihren Handflächen und nehmen Sie die Hände Ihres Partners nacheinander zwischen Ihre Hände, um sie sanft mit einigen Liebkosungen einzuölen.
- Nehmen Sie nun die rechte Hand Ihres Partners mit der Handfläche nach unten in Ihre linke Hand, und streichen Sie einige Male von den Fingerspitzen

über die Hand und den Unterarm bis zum Ellbogen, auch auf der Unterseite des Armes.

Legen Sie dann Ihren rechten Handballen auf seinen Handrücken, schließen Sie Ihre Finger um seine Hand und massieren Sie mit Ihrem Handballen sanft den Handrücken und die Grundgelenke der Finger. Lassen Sie Ihren Daumenballen danach einige Male quer über das Handgelenk gleiten. Dort befinden sich innen wie auch außen die Reflexzonen für den Beckenbereich und die Beckenorgane.

Anschließend massieren Sie mit Ihrem Daumenballen die Zwischenräume seiner Finger. Drücken Sie dabei jeweils sanft das Häutchen zwischen seinen Fingern zwischen Ihrem Daumen und Zeigefinger – das trägt auf reflektorischem Weg dazu bei, dass der ganze Körper mit frischer Energie aufgetankt wird.

Drehen Sie die Hand Ihres Partners danach um, sodass die Handfläche nach oben zeigt. Lassen Sie den Daumen und den kleinen Finger Ihres Partners jeweils so zwischen Ihren Ring- und kleinen Finger gleiten, dass seine Handfläche dadurch weit geöffnet wird. Dann massieren Sie mit Ihrer Daumenkuppe mit kleinen, kreisenden Bewegung seine Handfläche und sein Handgelenk.

Lassen Sie anschließend Ihre Daumen einige Male gegeneinander quer über sein Handgelenk gleiten, um auch hier die erotischen Reflexzonen zu stimulieren.

Stützen Sie nun mit Ihrer linken Hand die Hand Ihres Partners, sodass seine Handfläche nach oben zeigt. Massieren Sie mit Ihrer rechten Daumenkuppe vom Handgelenk aus die Handinnenkante bis hin zur Daumenspitze und wieder zurück. Nun sind die Finger an der Reihe, einzeln massiert zu werden: Nehmen Sie sie zwischen Daumen und Zeigefinger und massieren Sie mit sanftem Drücken oder Ziehen jeden Finger mehrmals vom Gelenk bis zur Spitze und wieder zurück, bis Sie ihn von allen Seiten ausgiebig behandelt haben. Vergessen Sie nicht, die Finger bei dieser Gelegenheit auch mit Lippen und Zunge zu liebkosen. Auch sanftes Knabbern kann eine sehr anregende Wirkung haben.

Finger für Finger Liebe schenken

Stützen Sie nun mit Ihrer rechten Hand die Hand Ihres Partners und gleiten Sie mit den Fingern Ihrer linken Hand einige Male zwischen seine Finger, um die Innenseiten der Finger und ihre Zwischenräume noch weiter zu massieren. Schieben Sie zum Abschluss Ihre Finger so weit Sie können zwischen seine Finger, drücken Sie die Finger sanft zusammen und lockern Sie sein Handgelenk, indem Sie Ihre eigene Hand schnell auf und ab bewegen.

Als Letztes umfassen Sie den Unterarm Ihres Partners kurz hinter dem Handgelenk mit Ihrer linken Hand und richten ihn etwas auf. Fassen Sie mit Ihrer rechten Hand seine Hand und drehen Sie sie locker in alle Richtungen, um das Handgelenk zu aktivieren und die Unterarmmuskeln zu dehnen.

Im Anschluss wiederholen Sie die gesamte Massage an der anderen Hand, wobei auch Ihre Hände jeweils die Positionen wechseln. Halten Sie beide Hände Ihres Partners abschließend noch einige Sekunden lang in Ihren Händen.

Die Energiemassage: neue Power in zehn Minuten

Manchmal ist ein Tag einfach zu anstrengend, um danach noch viel Energie für unseren Partner übrig zu haben – geschweige denn für ein paar erotische Stunden zu zweit. Wenn Ihr Partner erschöpft nach Hause kommt, können Sie mit einer Energiemassage wieder neue Kräfte in ihm wecken. Wenn Sie schnell sind, haben Sie ihn damit in zehn Minuten von Kopf bis Fuß massiert (und können ihn damit sogar zu erotischen Höchstleistungen beflügeln).

Bitten Sie Ihren Partner, sich für die Energiemassage auf einer bequemen Unterlage zunächst auf den Bauch zu legen, damit Sie seinen Rücken massieren können. Sie benötigen für die Energiemassage nicht unbedingt Massageöl. Wenn Sie Öl verwenden, sollten Sie es sehr sparsam auftragen. Dann streichen Sie mit einigen langen, kräftigen Bewegungen vom Kopf bis zu den Zehenspitzen über den gesamten Körper Ihres Partners, um seinen Körper auf die Massage einzustimmen.

Danach beginnen Sie mit der eigentlichen Massage. Dafür verwenden Sie eine besondere Technik: das Zupfen. Es ähnelt dem Kneifen, wird aber viel schneller und leichter durchgeführt. Beugen Sie dafür locker Ihre Finger und nehmen Sie zwischen

rechts:
Der Nacken braucht viel Zuwendung.

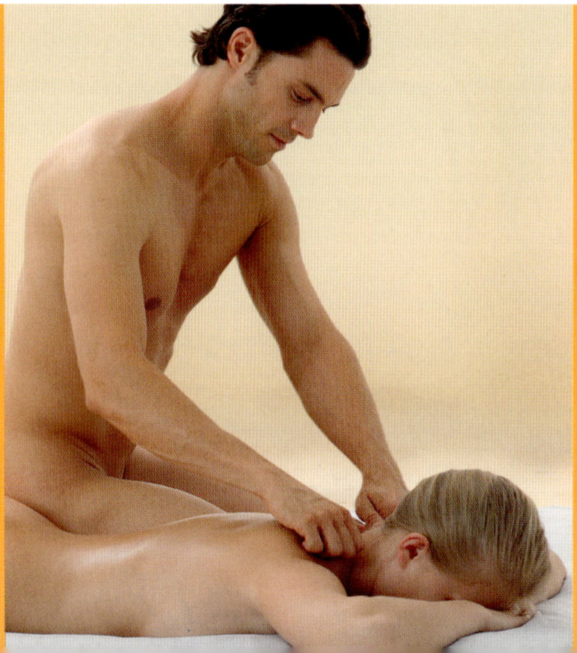

rechts:
Die Zupfmassage am Rücken

Daumenballen und Innenseite des Zeigefingers immer ein kleines Stückchen Haut und Muskel auf. Die Hände greifen dabei im schnellen Wechsel und immer nur ein kleines Stück versetzt zu. Die Bewegung ist so ähnlich, als würden Sie schnell viele kleine Blätter von einem Strauch abzupfen wollen.

- Beginnen Sie die Massage direkt am Haaransatz im Nacken.
- Dann massieren Sie zuerst die linke Schulter und den Arm hinab bis zum Handgelenk und anschließend die rechte Schulter und den rechten Arm.
- Als Nächstes massieren Sie vom Schulterblatt an nach unten beide Seiten des Rückens bis hinab zum Kreuz: Zupfen Sie zuerst die Muskeln, die neben der Wirbelsäule verlaufen, und dann die Bereiche seitlich davon. Achten Sie im Bereich der Achseln und der Taille darauf, Ihren Partner nicht aus Versehen zu kitzeln. Bei sehr kitzeligen Personen ist es besser, diese Bereiche nur sehr kurz zu massieren, wenngleich ja auch Lachen die Lust wecken kann.
- Jetzt massieren Sie den Po, wieder zuerst auf der linken und dann auf der rechten Seite. Danach folgen die Oberschenkel, die Sie zuerst links, dann rechts in geraden, von oben nach unten verlaufenden Bahnen von außen nach innen massieren. Setzen Sie die Massage in der gleichen Weise am Unterschenkel bis hin zum Knöchel fort.
- Nun sind die Fußsohlen an der Reihe, allerdings nicht mit Zupfen. Strecken Sie Ihre Finger aus und klatschen Sie damit einige Male schnell und leicht von der Ferse bis zu den Zehen auf die Fußsohlen. Dann umfassen Sie die Füße mit Ihren Händen und kneten die Fußsohle mit den Daumen vom Fußballen bis zur Ferse kräftig durch.
- Danach bitten Sie Ihren Partner, sich umzudrehen. Bleiben Sie bei den Füßen und streichen Sie mit den Handflächen einige Male kräftig von den Zehenspitzen über den Vorfuß bis zum Knöchel.
- Nun kommt wieder die Zupftechnik zum Einsatz: Zupfen Sie am linken Bein Ihres Partners in

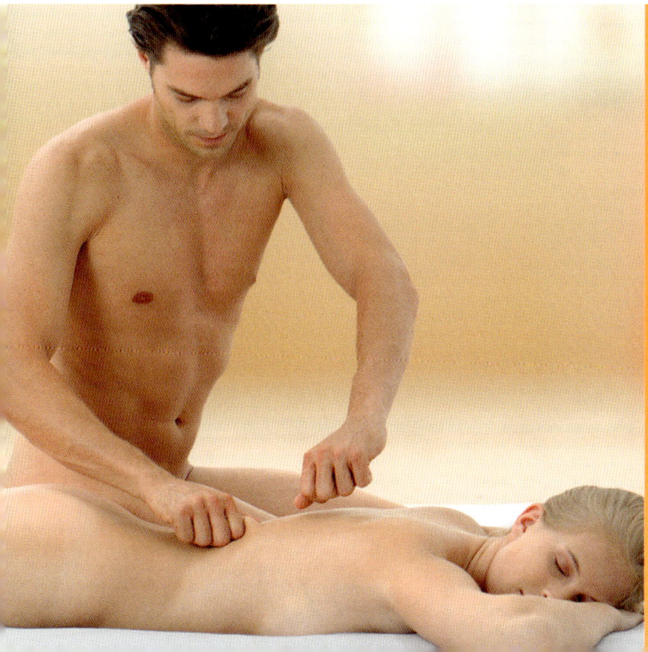

rechts:
Vom Knie in Richtung Leiste zupfen

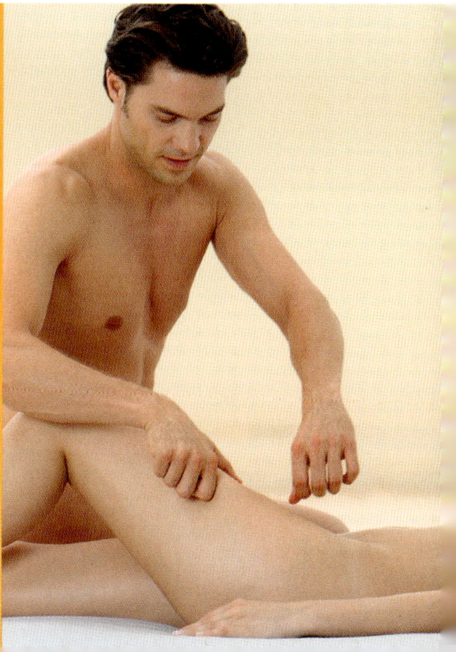

Im Bauchbereich immer nur sanft zupfen!

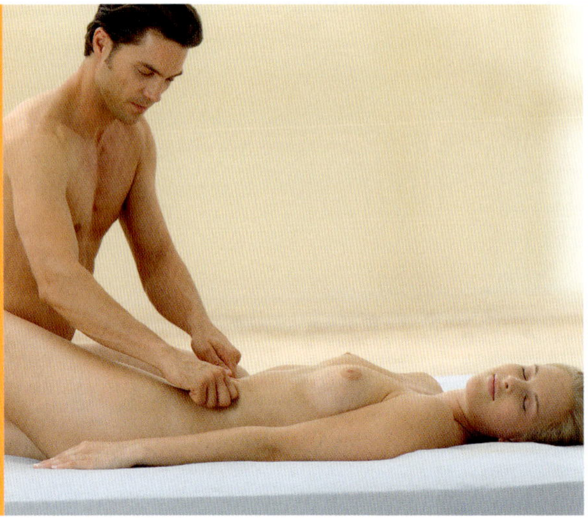

geraden Bahnen vom Knöchel bis zum Knie, zuerst an der Außenseite des Beines, dann immer ein Stückchen weiter innen. Wiederholen Sie alles am rechten Unterschenkel und anschließend auf die gleiche Weise zuerst am linken, dann am rechten Oberschenkel. In der Leistengegend sollten Sie wieder darauf achten, Ihren Partner nicht zu sehr zu kitzeln.

- Setzen Sie die Massage über Becken und Bauch fort und massieren Sie wieder zuerst die linke, dann die rechte Körperhälfte.
- Als Nächstes ist die Brust an der Reihe. Wenn Sie eine Frau massieren, sollten Sie im Bereich der Brüste auf das Zupfen verzichten und hier mit langsamem, streichelndem Kreisen massieren.
- Wechseln Sie daraufhin zum linken Handgelenk Ihres Partners und zupfen Sie entlang des Armes bis zur Schulter. Danach folgt der rechte Arm.

Energiepunkte für neue Power

Um Ihrem Partner noch mehr neue Energie zu verleihen, drücken Sie nun noch einige Punkte, die auch in der Akupressur und im Shiatsu zu diesem Zweck behandelt werden. Setzen Sie sich so neben Ihren Partner, dass Sie bequem seine beiden Hände erreichen können, die mit den Handflächen nach oben liegen.

- Drücken Sie als Erstes an beiden Händen gleichzeitig mit Ihrem Daumen auf die Spitze seines Mittelfingers. Halten Sie den Druck nicht konstant aufrecht, sondern variieren Sie die Stärke, sodass ein rhythmisches Pulsieren entsteht.
- Der nächste Punkt liegt drei Finger breit über dem Handgelenk an der Innenseite des Unterarms, zwischen den beiden eng beieinanderliegenden Sehnen, die dort verlaufen. Drücken Sie den Energiepunkt an beiden Armen gleichzeitig mit Ihren Daumenkuppen. Dann lassen Sie Ihre Daumen nach außen zur Seite des Unterarms gleiten und drücken in der leichten Vertiefung, die dort zu finden ist.
- Den nächsten Punkt kennen Sie bereits aus dem Special über die erotischen Reflexpunkte (siehe S. 46 f.). Der Punkt »Meer der Energie« liegt auf der Mittellinie des Körpers, drei Finger breit unterhalb des Nabels. Anstatt ihn einfach nur zu drücken, aktivieren Sie ihn jedoch bei der Energiemassage, indem Sie ihn sanft mit Daumen und Zeigefinger kneifen und diesen Druck für kurze Zeit aufrechterhalten.
- Wenn Sie möchten, können Sie jetzt auch die übrigen erotischen Reflexpunkte in die Energie-

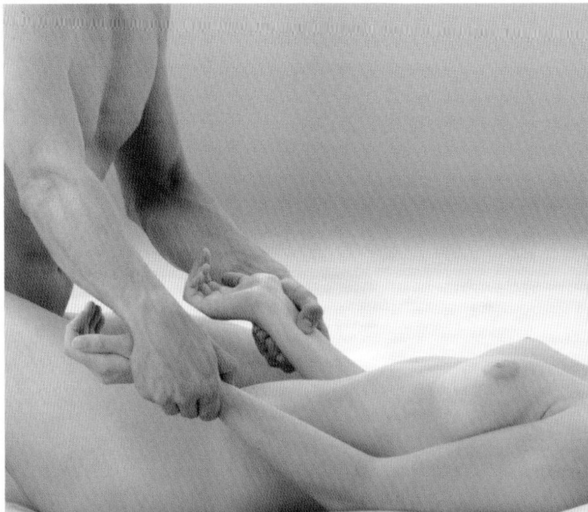

links:
Energiezonen am Unterarm

rechts:
Die Fingerkuppen kurz und fest drücken.

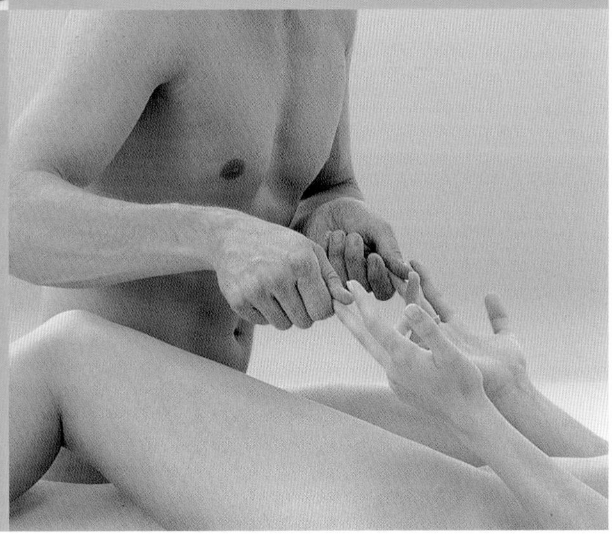

massage mit einbeziehen oder die Massage in eine sinnliche Verführung übergehen lassen. Ansonsten beenden Sie die Energiemassage, indem Sie an beiden Händen Ihres Partners jeweils vom kleinen Finger bis zum Daumen jede Fingerkuppe einmal kräftig zwischen Ihrem Daumen und Zeigefinger drücken, um auf diese Weise erotisierende Handreflexzonen zu aktivieren.

Massageball

Massageball, Massageroller & Co.

Noppige Massagebälle, bunte Massageroller und andere Massagegeräte erscheinen auf den ersten Blick vielleicht nicht gerade besonders sexy – vor allem dann nicht, wenn sie aus Plastik sind. Es kommt letztlich aber doch nur darauf an, was Sie damit anfangen: Mit einer kräftigen Massage an den richtigen Stellen können Sie mit diesen kleinen Hilfsmitteln durchaus für erotische Überraschungen sorgen.
Die meisten Massagegeräte sind vor allem für die Massage der großen Muskeln an Rücken, Po und Beinen bestimmt. Auch in der erotischen Partnermassage setzen Sie sie am besten in diesen Bereichen ein. Der Unterschied zu einer normalen Massage ist aber, dass Sie sich beim Massieren bewusst auf die erotischen Zonen des Körpers konzentrieren. Auch hierbei gilt: Erlaubt ist immer, was beiden gefällt.

Massagebälle sind meist aus stabilem Gummi und mit unzähligen stoppeligen Noppen übersät. Sie werden sanft oder mit mittlerem Druck über die Haut gerollt und regen kräftig die Durchblutung an. Mit einem Massageball können Sie den gesamten Körper massieren.

Massagebänder, in denen viele kleine Kugeln oder Rollen integriert sind, sind eigentlich nur als Hilfsmittel gedacht, um sich selbst den Rücken zu massieren. Mit ein wenig Geschick können Sie damit aber auch Rücken, Arme und Beine Ihres Partners massieren. Gerade im Bereich von Oberschenkeln und Po kann es sehr reizvoll sein, das Massageband einzusetzen. Bei Massagebändern mit Rollen besteht allerdings »Ziep-Gefahr« – achten Sie daher immer genau auf die Reaktionen Ihres Partners.

Massageroller bestehen aus einem Handgriff, an dem mehrere kleine Rollen befestigt sind, die oft zusätzlich noch kleine Noppen tragen. Sie sind vor allem für die Rückenmassage geeignet. Wegen ihrer Form können sie nur schlecht in anderen Körperbereichen eingesetzt werden – einen Versuch ist es dennoch wert. Aber Vorsicht: In behaarten Hautbereichen besteht bei einigen Massagerollern die Gefahr, dass Härchen in die Rollen gezogen werden und unangenehm ziepen. Die chinesischen Medizin verwendet kleine Fußmassageroller, die auch bei uns erhältlich sind. Sie regen die Reflexzonen an und wecken die Lebensgeister.

Massagegriffe und -stäbe haben keine beweglichen Teile, sondern eine feste Form mit Kugeln oder abgerundeten Spitzen, die sich ergonomisch an die Körperformen anpassen soll. Auch wenn diese Geräte manchmal nur für bestimmte Massageformen oder Körperbereiche empfohlen werden, können Sie sie normalerweise überall einsetzen, wo es sich gut anfühlt. Je besser ein Massagegriff oder -stab in der Hand liegt, desto besser können Sie damit massieren.

Massagebürsten lassen sich ebenfalls schön in der erotischen Partnermassage einsetzen. Ihre Borsten bestehen entweder aus festen Naturfasern, die manchmal etwas rau auf der Haut sind, oder aus fein abgerundeten Holznoppen. Mit Massagebürsten sind keine so kräftigen Massagen möglich wie mit anderen Massagegeräten, aber dafür lassen sie sich problemlos überall am Körper einsetzen. Sie haben eine stark durchblutungsfördernde Wirkung.

Ob Sie Öl für die Massage verwenden, kommt ganz auf das Massagegerät Ihrer Wahl an – meist empfiehlt es sich aber, darauf zu verzichten, weil beispielsweise der Ball oder die Rolle sonst schnell unkontrolliert über die Haut rutscht. Allerdings können Sie den Körper Ihres Partners zuvor mit einer kurzen, streichenden Massage mit etwas Öl anwärmen, um die Muskeln zu entspannen. Sobald das Öl in die Haut eingezogen ist, massieren Sie dann mit einem oder mehreren Massagegeräten weiter.

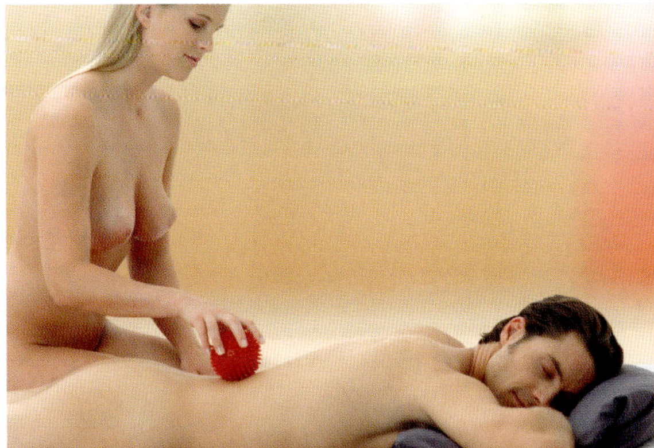

links:
Besonders beliebt: Massagebälle

rechts:
Massageroller erfordern Geschick.

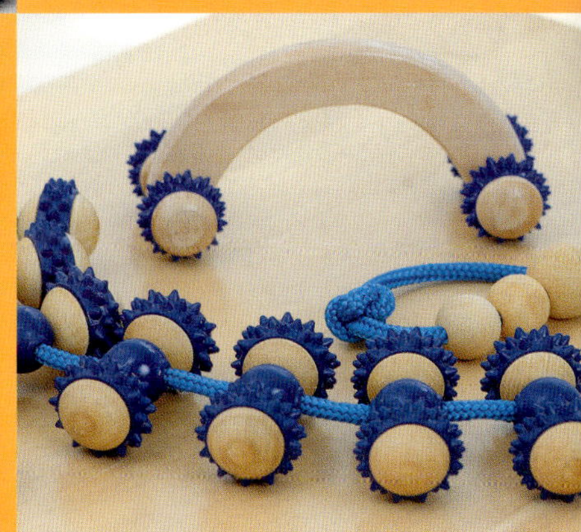

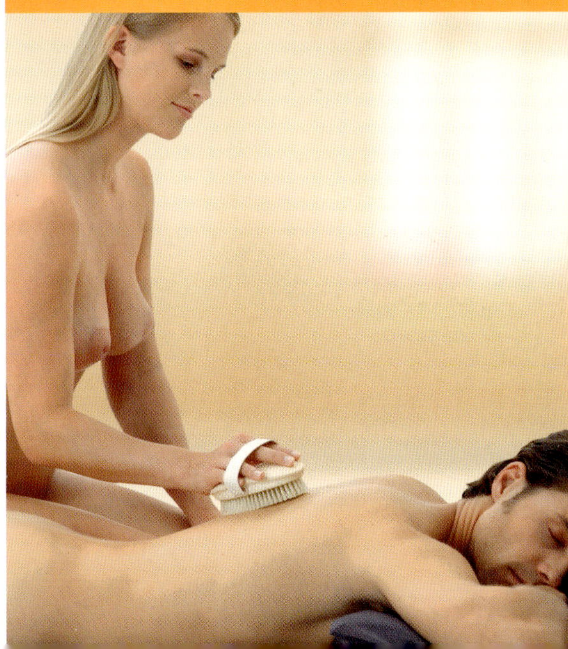

links:
Die Bürstenmassage – ein Klassiker zur Steigerung der Durchblutung

Massage mit Muntermachereffekt

Bitten Sie Ihren Partner, sich zunächst auf den Bauch zu legen. Je nachdem, wie viel Zeit Sie sich für die Massage nehmen wollen, können Sie nun als Erstes Nacken, Schultern und die Muskeln links und rechts der Wirbelsäule massieren und lästige Verspannungen lockern – entweder mit den Händen oder mit dem Massageball.

Wenn Sie im Kreuz angekommen sind, massieren Sie zunächst nur mit wenigen, großflächigen Bewegungen den Po, dann wandern Sie mit dem Massageball oder -roller in geraden Linien weiter die Rückseite der Beine hinab bis zu den Fußsohlen. Dort wechseln Sie die Richtung und massieren wieder in Richtung Po, diesmal aber langsam und ausgiebig. Am besten wandern Sie in vielen kleinen Kreisen und Strichen über die Beinmuskeln, immer von der Außenseite des Beines zur Innenseite hin. Massieren Sie zuerst beide Unterschenkel, bevor Sie sich den Oberschenkeln zuwenden. Lassen Sie Ihren Partner seine Beine etwas öffnen, damit Sie die Innenseiten der Schenkel besser erreichen können, aber sparen Sie die intimsten Bereiche bei der

Verspannungen lassen sich hervorragend mit dem Massageball lösen.

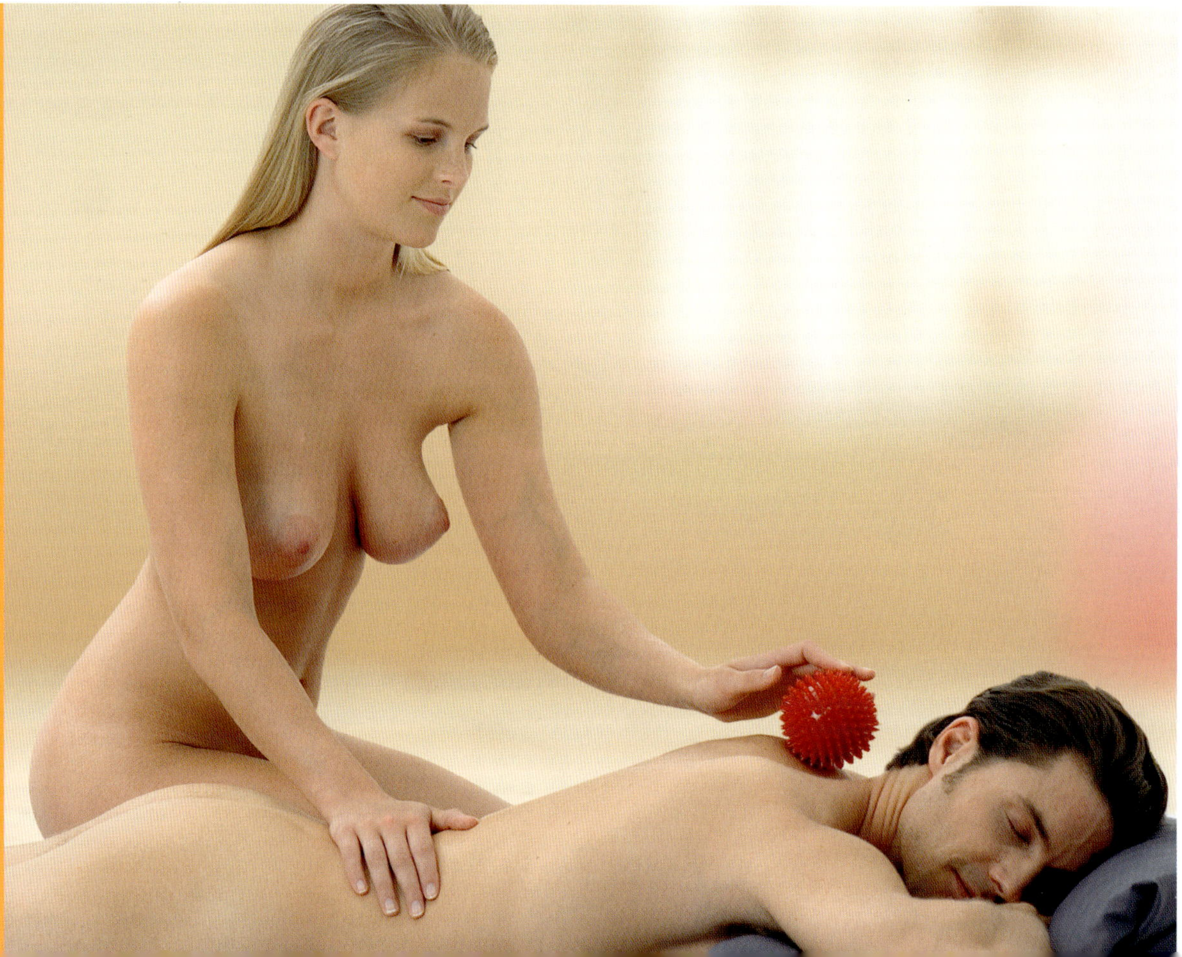

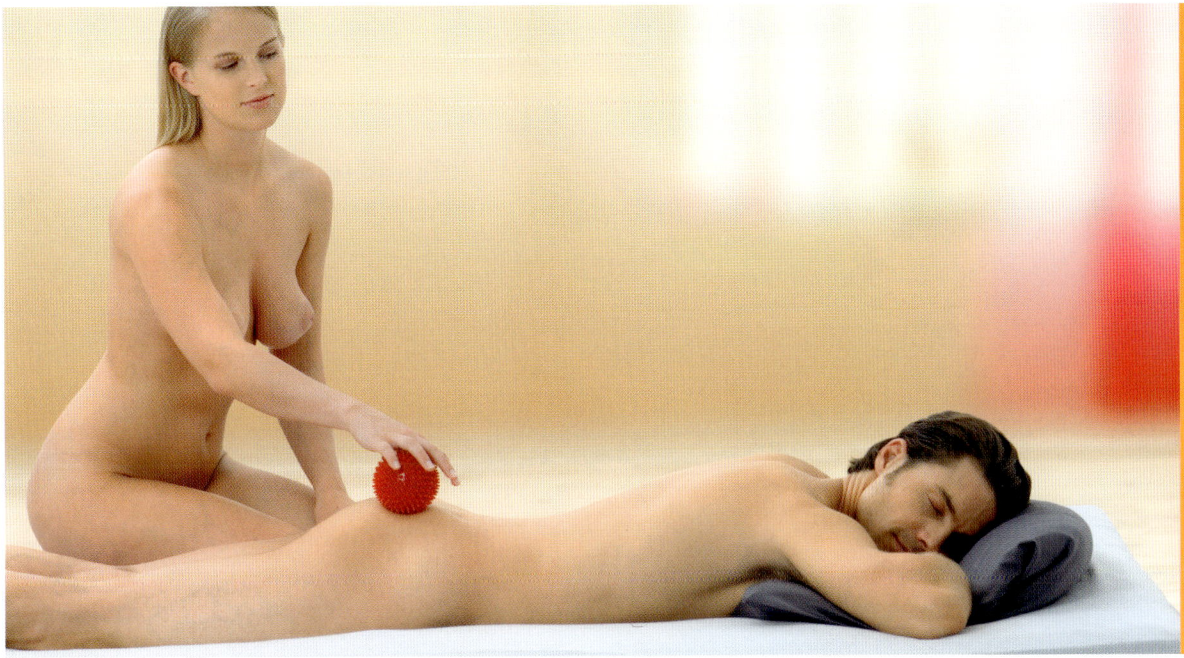

Lassen Sie den Ball über den Po kreisen.

Massage vorerst noch aus, um die Spannung weiter zu erhöhen.

Als Nächstes massieren Sie ausgiebig den Po, eine oft vernachlässigte Körperzone, die aber viel erotisierendes Potenzial birgt. Wechseln Sie dabei zwischen kräftigem Druck im Bereich der Gesäßmuskeln und sehr sanftem Druck im Bereich von Kreuzbein und Hüftknochen. Massieren Sie die Muskeln in alle Richtungen. Wenn Sie einen Massageball benutzen, rollen Sie ihn in kleinen Kreisen mit wechselndem Druck über die Haut. Mit einem Massageroller oder -band massieren Sie so gut es geht, sowohl von innen nach außen als auch von unten nach oben.

Wenn Sie den Po ausreichend behandelt haben, bitten Sie Ihren Partner, sich umzudrehen. Lassen Sie ihn die Beine leicht geöffnet aufstellen, damit Sie seine Oberschenkel von allen Seiten erreichen können, und massieren Sie diese ausgiebig vom Knie bis zur Hüfte, jeweils zuerst die Außen- und dann die Innenseiten. Wie weit Sie die Massage in den Intimbereich ausdehnen, hängt einzig davon ab, was Ihnen und Ihrem Partner gefällt und guttut.

Als Abschluss der Massage empfiehlt es sich, die Energie aus dem Beckenbereich mit den Handflächen streichend auf den gesamten Körper zu verteilen, zuerst nach oben über Bauch, Brust und Arme, dann über die Beine bis zu den Füßen.

Enjoy! Streicheleinheiten für Genießer

Steht Ihnen der Sinn auch manchmal nach etwas Besonderem? Dann sollten Sie sich dieses Kapitel ganz genau ansehen. Hier finden Sie für jeden Geschmack die richtige Idee, um ein Massage-stündchen mit Ihrem Partner zu einem besonders sinnlichen Erlebnis zu machen.

Das Leben ist ein Spiel: Genießen Sie es!

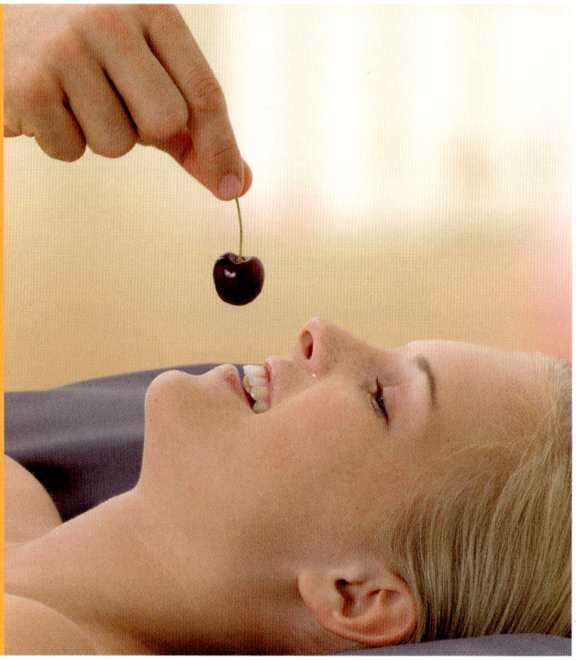

Duftende Öle oder prickelnde Massagebälle sind längst nicht die einzigen Zutaten, mit denen Sie eine Massage garnieren können. Lassen Sie einfach Ihre Fantasie spielen: Mit praktisch allem, was sich auf der Haut gut anfühlt, können Sie Ihrem Partner auch bei der Massage einige wunderbare Streicheleinheiten verabreichen.

Die folgenden Anregungen können Sie auf vielerlei Weise aufgreifen: Sie können sie als Einstieg oder Abschluss mit einer ausgiebigen Ganzkörpermassage kombinieren, ein eigenständiges, sinnliches Massageritual damit kreieren oder sie dafür verwenden, Ihren Partner nach allen Regeln der Kunst zu verführen. Und die einzige Regel dabei lautet: Bitte mit allen Sinnen genießen!

Samt und Seide

Samt und Seide gehören nicht umsonst seit jeher zu den begehrtesten Stoffen: Sie fühlen sich auf der Haut einfach wunderbar an. Während Seide kühl und glatt über die Haut gleitet, lädt Samt mit seiner weichen Textur einfach zum Kuscheln ein. Wählen Sie für eine erotische »Massage« Tücher oder Schals mit weichen, umgenähten Kanten und ohne kratzende Etiketten.

Mit diesen Tüchern können Sie Ihren Partner auf vielfältige Weise liebkosen: Sie können sie sanft über seine Haut ziehen und dabei Kreise oder liegende Achten um besonders erotische Zonen ziehen. Sie können sie um Ihre Hände wickeln und Ihren Partner dann mit kräftigeren Strichen massieren. Und Sie können sie zusammendrehen und wie ein Seil um die Finger, Arme oder Beine Ihres Partners schlängeln lassen. Wer weiß, ob es Ihrem Partner nicht auch sehr gut gefällt, wenn ein leichtes Seidentuch plötzlich seine Augen bedeckt und er Ihren nächsten Berührungen blind ausgeliefert ist ...

Freche Früchtchen

Dass es sexy ist, eine Erdbeere aus dem Bauchnabel seines Partners zu naschen, hat sicher jeder schon einmal gehört – aber haben Sie es auch schon ausprobiert? Eine einzelne Erdbeere verursacht allerdings noch lange nicht so viele Frühlingsgefühle wie ein ganzes Schälchen frisch zubereiteter Obstsalat ...
Überraschen Sie Ihren Partner also einfach einmal mit einer kleinen Obstmassage: Bereiten Sie eine Portion klein geschnittene Früchte vor und bitten Sie Ihren Partner zur Massage. Sie können dabei nicht nur die Fruchtstückchen auf seinem Körper verteilen und genussvoll während der Massage vernaschen, sondern damit auch sanfte Linien über seine Haut ziehen – und die süßen Fruchtsaftspuren danach mit Lippen und Zunge genüsslich wieder beseitigen. Doch Vorsicht: Bei Erdbeerallergie sollten Sie lieber zu Trauben, Feigen & Co. greifen!

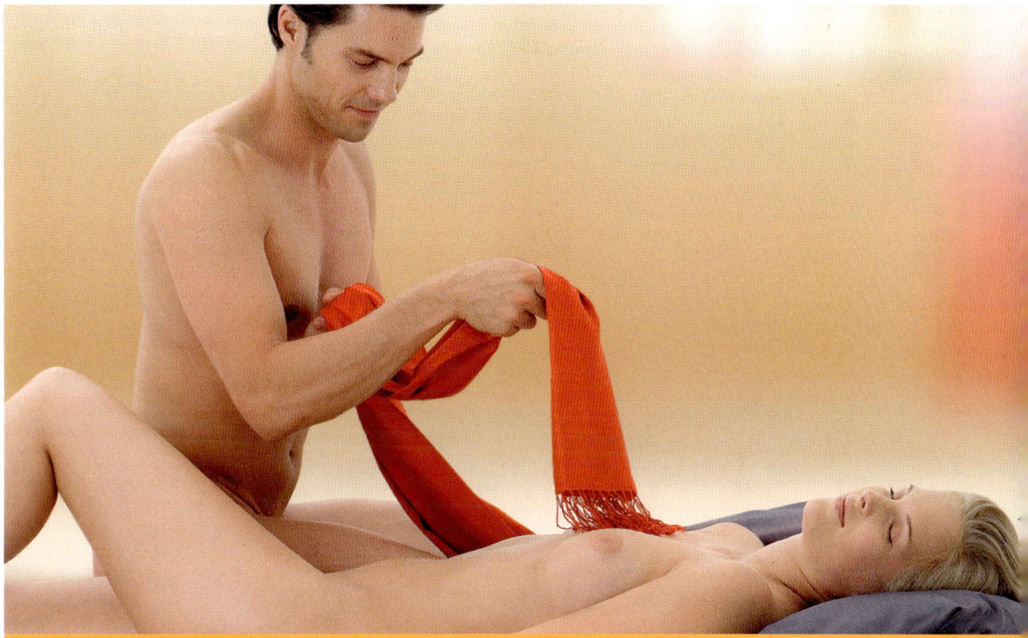

oben:
Alltägliche Dinge kreativ einsetzen

rechts:
Zu schade für den Obstsalat? Dann wagen Sie doch einmal fruchtige Experimente.

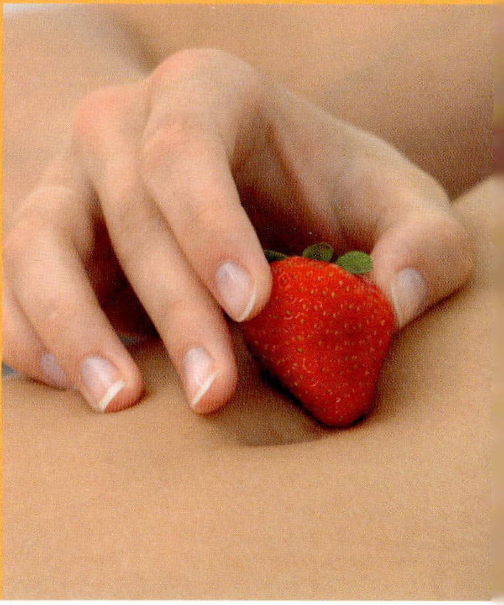

rechts:
Aber bitte mit Sahne! Auch die Zunge wird da gern »mitmassieren«.

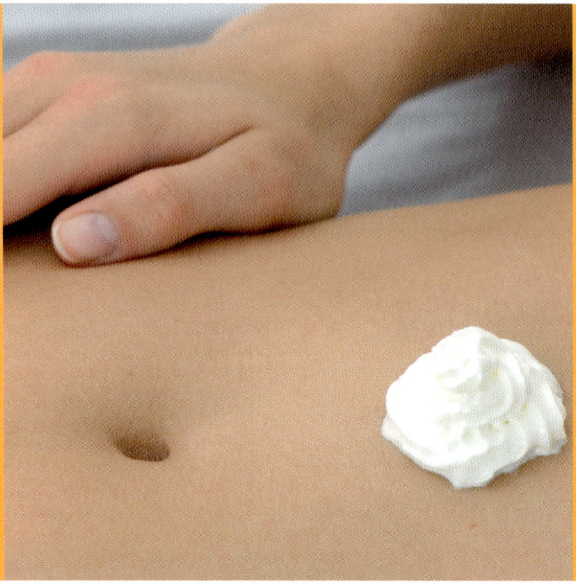

rechts:
Ein Hauch von Zärtlichkeit: Duftende Blütenblätter auf nackter Haut sind ein erotisches Erlebnis.

Wo Milch und Honig fließen

Milch ist vielleicht nicht die ideale Zutat für eine Massage, wenn Sie diese nicht direkt in der Badewanne durchführen möchten – aber etwas Schlagsahne kann jede Massage auf ungeahnte Weise versüßen. Auf Brust und Bauch in sorgsam platzierten kleinen Klecksen aufgetragen, kann sie sogar das Massageöl ersetzen, denn auch Sahne macht die Haut schön zart und geschmeidig. Sie können sich aussuchen, ob Sie die Sahnespuren der Massage danach mit einem weichen, mit warmem Wasser angefeuchteten Waschlappen zart abwischen oder ob Sie die Massage einfach mit Lippen und Zunge fortsetzen.

Auch dünnflüssiger, feiner Honig eignet sich gut dafür, eine Massage etwas abwechslungsreicher zu gestalten. Nachdem Sie Ihren Partner schon mit einigen Streicheleinheiten verwöhnt haben, lassen Sie den Honig in kleinen Portionen auf seinen Körper tropfen oder zeichnen damit zarte Bahnen auf seiner Haut, die Sie im Anschluss genüsslich nach und nach ablecken können. Ihr Partner darf sich währenddessen natürlich nicht von der Stelle rühren, denn sonst würde er den klebrigen Honig ja überall verteilen ...

Ähnliche kulinarische Massagefreuden können Sie mit pürierten Früchten, Marmelade, Gelee oder dünnflüssiger Schokocreme erleben. Falls Sie es nicht ganz so süß mögen, können Sie stattdessen auch cremigen Joghurt verwenden. Wenn Sie ihn nach und nach auf Ihren Partner tropfen lassen, wird schon die Kälte des Joghurts kleine Schauer

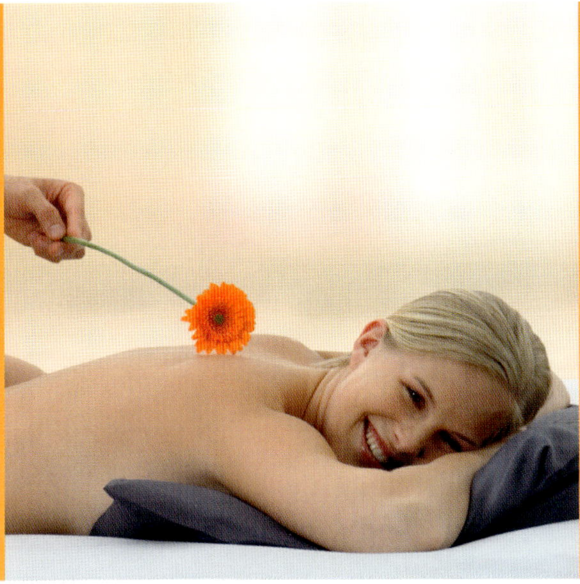

rechts:
Egal ob Federn, Pinsel, Samt oder Seide – erlaubt ist, was (beiden) gefällt.

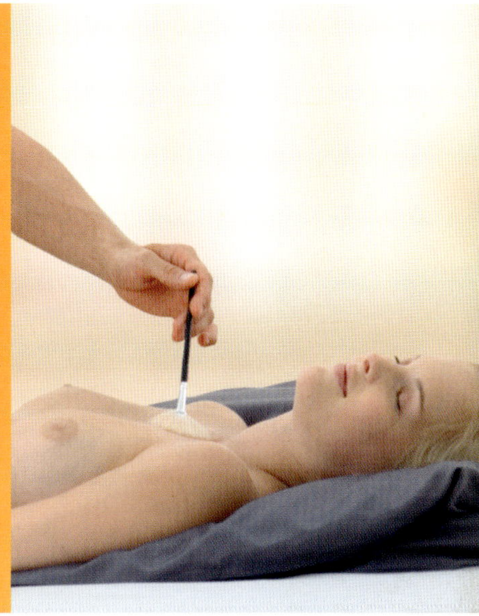

über seine Haut laufen lassen – und Ihre heißen Lippen können diese Schauer danach bis in jede Faser seines Körpers ausdehnen.

Perlen, Federn und noch vieles mehr

Erfahrene Genießer wissen, dass sie aus unzähligen unscheinbaren Dingen mit etwas Fantasie Streicheleinheiten für alle Sinne zaubern können. Fantasie ist die kleine Schwester der Erotik – unsere größte erogene Zone liegt nämlich im Kopf. Was Verführungskünstler wie Casanova schon immer wussten, bestätigt inzwischen auch die Wissenschaft: Genauso erregend wie die aufregendsten Berührungen ist allein schon die Vorstellung, von einem begehrenswerten Menschen verführt zu werden, oder die spannende Frage, mit welchen Streicheleinheiten er unseren Körper wohl verwöhnen wird. Lassen Sie Ihrer Fantasie also freien Lauf, wenn Sie eine genussvolle, erotische Massage für Ihren Partner planen: Streicheln Sie ihn zart mit hauchfeinen Federn, lassen Sie Holzperlen oder kleine runde Dekosteinchen auf seinen Körper rieseln und reiben Sie damit über seine Haut. Auch ein weicher Rasierpinsel kann ein wunderbares Spielzeug für eine sanfte, verführerische Massage sein, ebenso wie ein Massagestab, eine handliche Kugel aus Halbedelstein oder ein Kettchen aus kühlem Metall, das Sie in Schlangenlinien über die Haut Ihres Partners ziehen. Indem Sie ihn bitten, die Augen zu schließen und zu raten, womit Sie seine Haut berühren, können Sie die Massage in ein sinnliches Spiel verwandeln.

Hot Stones – heiße Steine für heiße Gefühle

Die Hot-Stone-Massage ist einer der neuesten Massagetrends aus den USA: Massiert wird dabei nicht mit den Händen, sondern mit speziellen Steinen, die vorher im Wasserbad auf heiße 40 bis 60 °C angewärmt werden. Die Steine dienen aber nicht nur als Massageutensilien, sondern sie werden vorher und nachher auch gezielt auf bestimmte Bereiche des Körpers aufgelegt und sorgen dort für wohlige Wärme und Entspannung.

Vor der Massage wird der Körper großzügig eingeölt, damit die Steine auch schön über die Haut gleiten und sich »reibungslos« an den Körper anpassen können. Und oft werden die heißen Steine später mit kalten Marmorstücken ergänzt, um durch

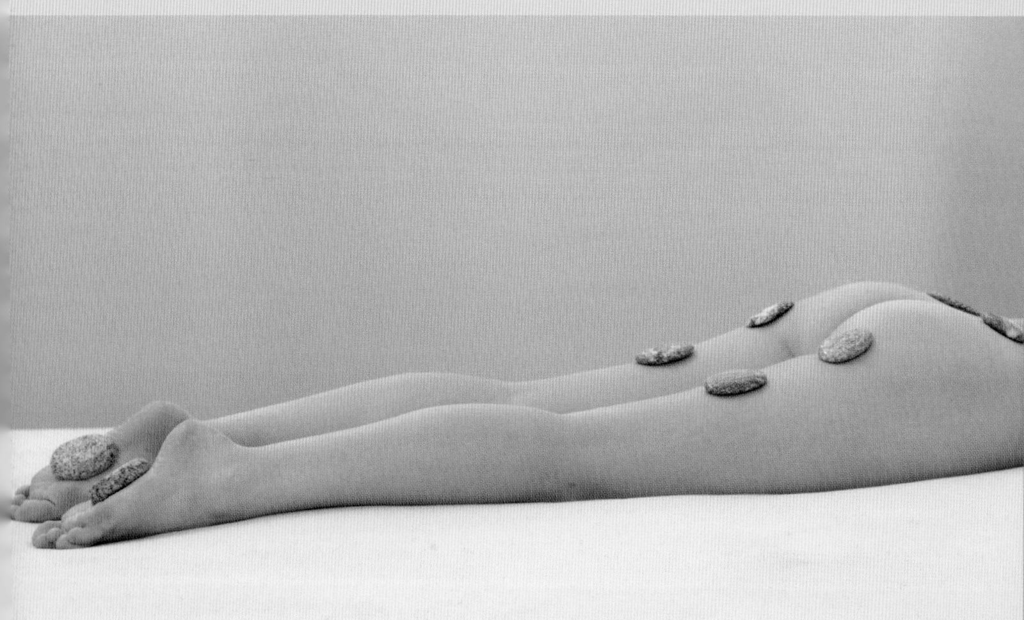

links:
Hot-Stone-Massagen liegen im Trend, denn sie verwöhnen Körper und Seele.

den Kontrast von Wärme und Kälte den Kreislauf so richtig in Schwung zu bringen.

Stein ist nicht gleich Stein

Nicht jeder Stein eignet sich auch für eine Hot-Stone-Massage: Normalerweise werden dafür flache, abgerundete Steine verwendet, die sich in verschiedenen Größen perfekt auf alle Körperregionen auflegen lassen. Am besten sind dafür Lava- oder Basaltsteine geeignet, die die Wärme besonders gut speichern. Aber auch Speckstein wird wegen seiner glatten Oberfläche gerne zum Massieren benutzt.

Die beste Methode, die Hot-Stone-Massage einmal richtig kennenzulernen, ist der (gemeinsame) Besuch eines darauf spezialisierten Massagezentrums, in dem Sie sich nach allen Regeln der Kunst mit den heißen Steinen durchkneten lassen können – ein wirklich heißer Tipp für ein schönes Verwöhnwochenende zu zweit.

Mit etwas Fantasie und Abenteuerlust können Sie aber auch zu Hause eine Massage mit heißen Steinen improvisieren. Die fällt zwar vielleicht nicht ganz so perfekt aus wie bei einem ausgebildeten Hot-Stone-Masseur, aber dafür kann sie umso intimer und erotischer sein. ...

Alles, was Sie für die Massage benötigen, sind die passenden Steine, ein Topf, um sie im Wasserbad zu erwärmen, Massageöl auf der Basis von Sesam- oder Olivenöl und flauschige Handtücher zum

rechts:
Mit ein paar flachen Steinen lässt sich die Massage auch zu Hause durchführen.

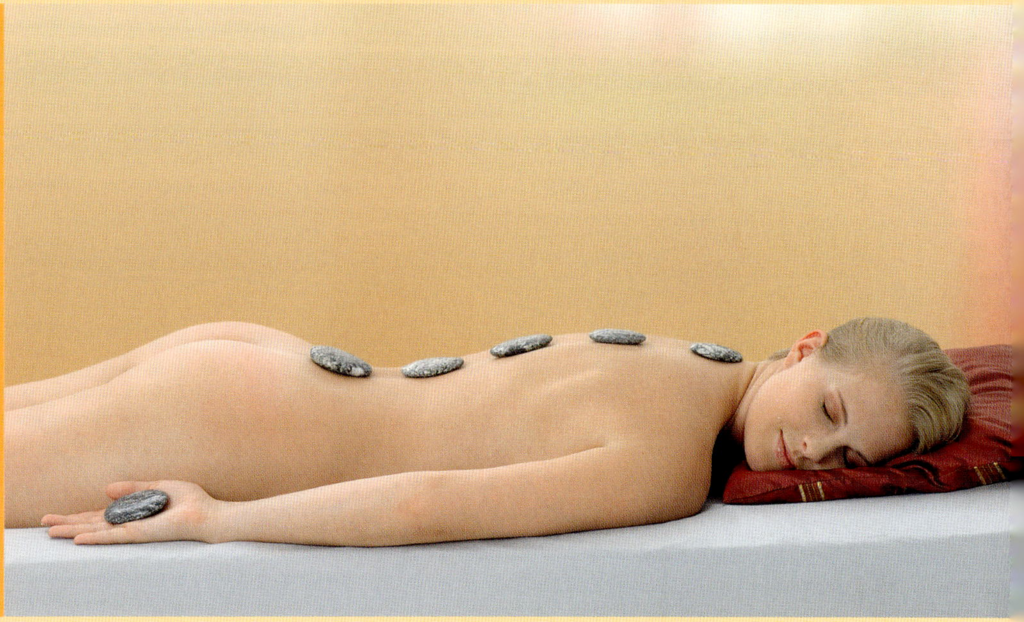

Unterlegen. Die Originalsteine erhalten Sie im Mineralien- oder Massagegeschäft, Sie können aber auch mit anderen Steinen wie großen Handschmeichlern oder Bachkieseln experimentieren.

Erwärmen Sie die Steine im Wasserbad nur auf gut 40 °C (Badethermometer), um allzu heiße Überraschungen zu vermeiden.

Bitten Sie Ihren Partner, sich bequem auf dem Bauch auszustrecken, und tragen Sie das Massageöl in langen, geraden Strichen vom Nacken bis zu den Füßen auf. Je nachdem, wie viele und wie große Steine Sie zur Verfügung haben, legen Sie diese nun auf den Körper auf, beispielsweise auf die Fußsohlen, die Oberschenkel und Pobacken und/oder auf dem Rücken in zwei Reihen entlang der Wirbelsäule.

Sie können die Steine aber auch in die Handflächen oder in einer einzigen Reihe auf der Wirbelsäule vom Kreuzbein bis zum Nacken legen. Doch Vorsicht: Bevor Sie die Steine auflegen, sollten Sie immer kurz prüfen, ob sie nicht zu heiß sind.

Heiß, heißer, Hot Stone

Bitten Sie Ihren Partner, es sofort zu sagen, falls eine Stelle zu heiß wird, damit Sie den Stein dort entfernen können. Ansonsten lassen Sie ihn einfach einige Minuten lang die Wärme der Steine auf seinem Körper genießen. Danach beginnen Sie, mit den Steinen nacheinander jeweils den Körperbereich zu massieren, auf dem sie liegen. Fangen Sie am besten an den Füßen an, indem Sie die Fuß-

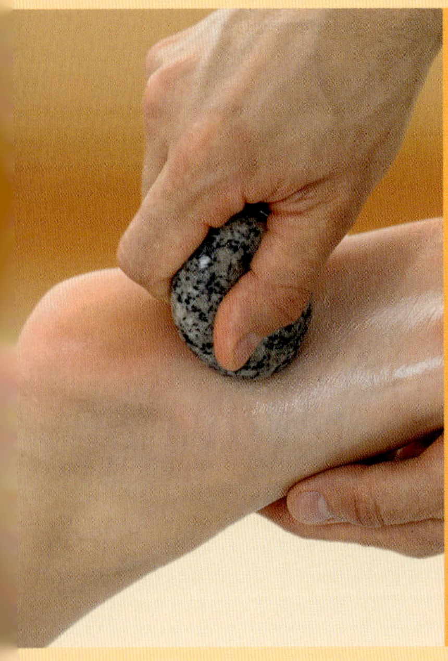

links:
Mit gut angewärmten Steinen können Sie auch die Fußsohlen massieren.

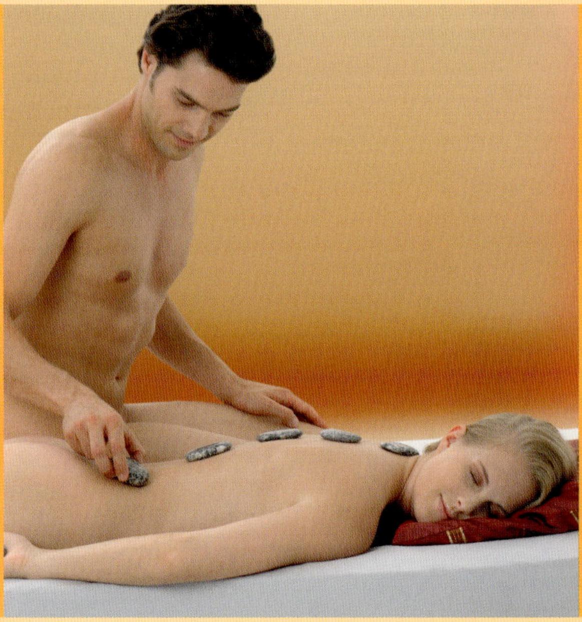

sohlen mit kleinen, kreisenden Bewegungen massieren und dann entlang der Beine sanft von den Füßen in Richtung Becken streichen.

Denken Sie immer daran, dass die Steine härter sind als Ihre Hände, und massieren Sie nur fleischige, muskulöse Bereiche mit kräftigerem Druck. Auf knochigen Stellen wie den Schulterblättern, der Wirbelsäule oder den Gelenken streichen Sie mit den heißen Steinen nur sanft über die Haut. Natürlich können Sie die Hot-Stone-Massage jederzeit auch mit anderen Massagetechniken wie Streichen oder Kreisen kombinieren und so für die nötige Abwechslung sorgen.

Wenn Sie die Massage eines Bereiches beendet haben, legen Sie den Stein wieder an seinen ursprünglichen Platz, bis die gesamte Körperrückseite massiert ist.

Nachdem Sie mit der Rückseite fertig sind, nehmen Sie die Steine ab. Bitten Sie Ihren Partner, sich umzudrehen. Womöglich ist es nötig, die Steine erneut im heißen Wasserbad aufzuwärmen.

Wenn Sie möchten, können Sie einige besonders flache Steine unter seinem Rücken oder seinen Oberschenkeln platzieren. Dann ölen Sie auch die Vorderseite seines Körpers von Kopf bis Fuß ein und legen die Steine auf, z. B. auf die Schultern, die Brust, den Bauch und das Becken oder auf die Oberschenkel. Massieren Sie auch hier nach einer kurzen Anwärmphase mit sanften kreisenden und streichenden Bewegungen den gesamten Körper.

links:
Achten Sie darauf, dass die Steine schön warm, aber nicht zu heiß sind.

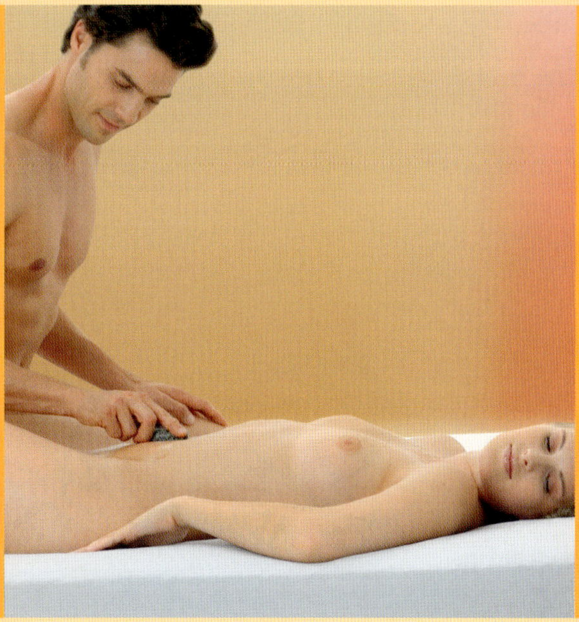

links:
Da auch flache Steine hart sind, sollten Sie nur mit leichtem Druck massieren.

Ganzkörper-Massage

Schritt
für Schritt

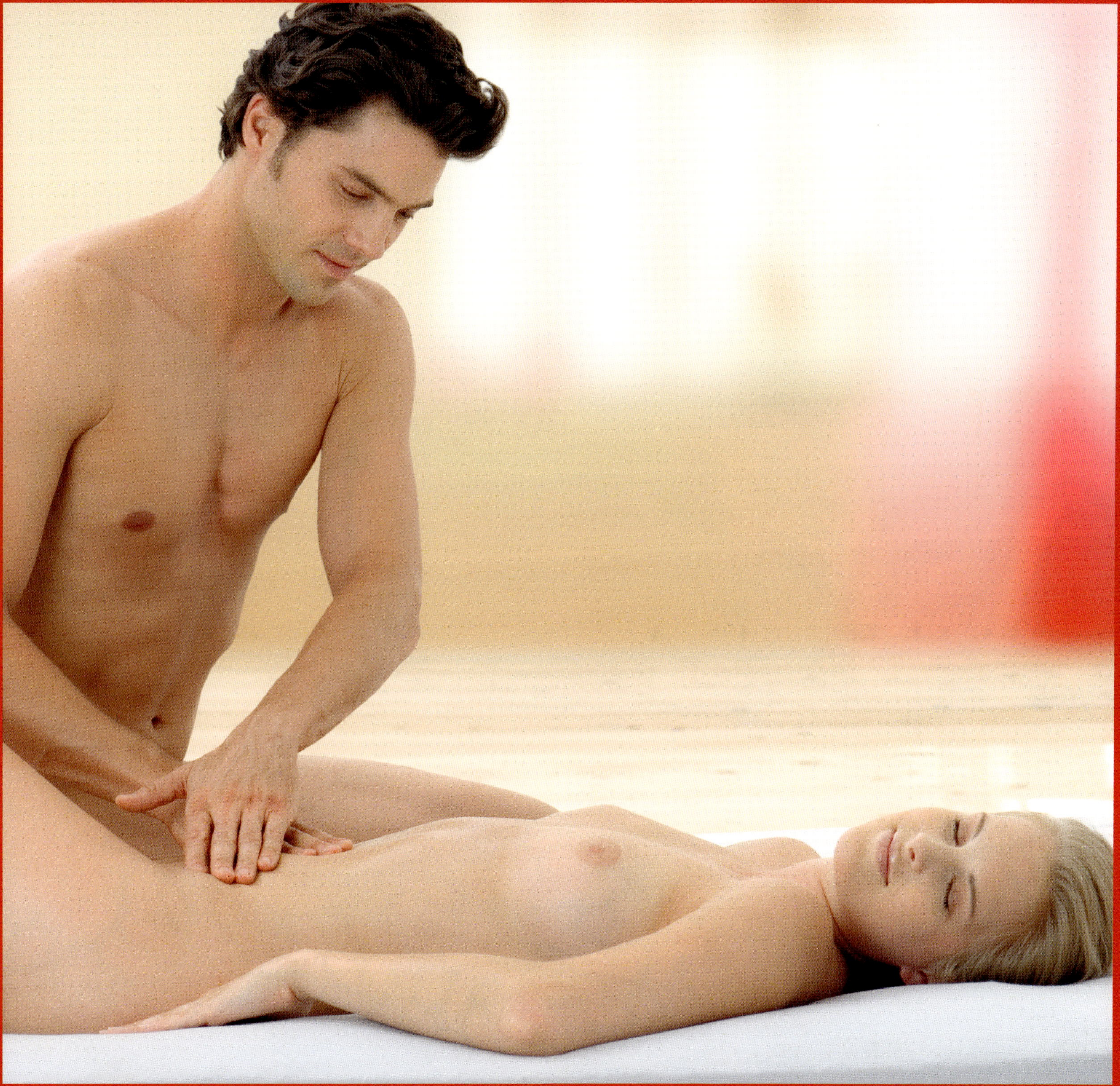

Die idealen Basisöle

Ein gutes Basisöl ist das A und O einer Massage.

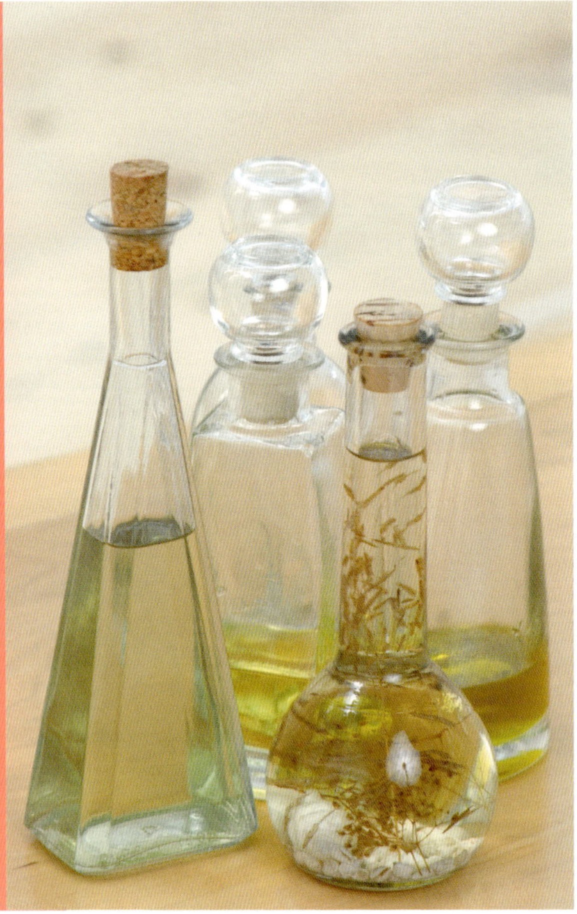

Die wichtigste Zutat für die erotische Massage ist – neben Liebe und Sinnlichkeit – ein gutes Massageöl. Das richtige Massageöl lässt die Hände sanft über die Haut gleiten, macht die Haut seidenweich und geschmeidig und bedeckt sie mit verführerischen Düften. Von welchen Aromen Sie am liebsten umhüllt werden möchten, können Sie selbst entscheiden. Kaufen Sie entweder ein fertig gemischtes Öl oder stellen Sie es aus den Zutaten Ihrer Wahl selbst zusammen. Alles, was Sie benötigen, ist ein gutes Basisöl, ätherische Öle zur Aromatisierung und ein kleines Fläschchen zum Mischen.
Basisöle sind Öle, die sich besonders gut zum Massieren eignen, weil sie weder zu schnell, noch zu langsam einziehen. Bestimmte pflanzliche Öle werden seit Jahrhunderten für die Hautpflege und für Massagen verwendet, weil sie die Haut mit pflegenden und heilsamen Wirkstoffen versorgen und die Wirkung der Massage unterstützen. Als Basisöl für Ayurveda-Massagen wird in Indien beispielsweise seit je Senföl verwendet. Doch es geht auch weniger exotisch (und vor allem weniger hautreizend): Die folgenden Basisöle eignen sich sehr gut, wenn Sie Ihr ganz persönliches Massageöl für eine erotische Partnermassage mischen wollen.

Sesamöl

Sesamöl ist eines der beliebtesten Basisöle in der indischen Massage-Tradition. Es wärmt den Körper, hat einen würzig-nussigen Duft und fördert die Durchblutung. Sesamöl lässt sich gut mit intensiv duftenden ätherischen Ölen mischen, Sie sollten aber Düfte wählen, die gut mit seinem Aroma harmonieren.

Mandelöl

Die Verwendung von Mandelöl hat im Mittelmeerraum eine lange Tradition, und es wurde seit jeher für Kosmetik und Massagen verwendet. Mandelöl ist besonders hautfreundlich und wird auch von sensibler Haut gut vertragen. Es hat einen zarten, feinen Mandelduft und harmoniert gut mit blumig duftenden ätherischen Ölen.

Jojobaöl

Jojobaöl ist streng genommen eigentlich ein Wachs, das bei kühler Lagerung schnell fest wird, aber spätestens beim Aufwärmen in Ihren Händen wieder schmilzt. Jojobaöl ist besonders haltbar und hat nur sehr wenig Eigenduft, sodass Sie es mit praktisch allen ätherischen Ölen mischen können. Es eignet sich für jeden Hauttyp, enthält viele wertvolle Vitamine und macht die Haut besonders zart und geschmeidig.

Kokosöl

Auch Kokosöl ist bei niedrigen Temperaturen fest, wird aber beim Kontakt mit warmer Haut schnell wieder flüssig. Es hat ein süßliches Aroma, das zu vielen exotischen Düften passt. Dieses Öl eignet sich besonders gut für sinnliche Massagen an sommerlich heißen Tagen und zaubert einen Hauch von Tropen-Feeling in Ihren Massageraum.

Olivenöl

Auch wenn es vor allem in der Küche hochgeschätzt wird, ist Olivenöl auch ein wunderbares Hautpflegeöl, das im Mittelmeerraum schon immer für Massagen verwendet wurde. In der Antike schätzten Griechen und Römer das »Baumöl« als Sonnenschutz, zum Einölen der Soldaten und Gladiatoren vor dem Kampf und natürlich auch für heilsame Massagen. Olivenöl hat je nach Sorte, Herkunftsland und Qualität ein mildes oder eher kräftig-herbes Aroma, das aber durchaus seinen eigenen Reiz hat. Nicht nur in der Küche, sondern auch beim Massieren sollten Sie Wert auf Qualität legen. Der höhere Preis für ein »kalt gepresstes natives Olivenöl extra« lohnt sich da auf jeden Fall.

Darauf sollten Sie achten

Verwenden Sie für die Massage nur naturreine, unraffinierte Pflanzenöle. Ein hochwertiges Massageöl erhöht den Genuss bei der Massage, während minderwertige, ungeeignete Öle die Haut nur klebrig machen oder unangenehme Gerüche entwickeln. Kaufen und mischen Sie nur kleine Mengen Massageöl, da es bei langer Lagerung an Qualität verliert, und bewahren Sie das Öl fest verschlossen, kühl und dunkel auf.

Ätherische Öle von Jasmin bis Ylang-Ylang

Ätherische Öle sind die hochkonzentrierten Essenzen aromatischer Pflanzen, die meist durch Destillation gewonnen werden. Diese Essenzen enthalten viele wertvolle Inhaltsstoffe, die nicht nur den Duft der Ursprungspflanze, sondern auch deren therapeutisches Wirkungsspektrum in sich vereinen.
Nur naturreine ätherische Öle garantieren ganzheitliche Wirkungen. Für synthetisch hergestellte Duftöle dagegen werden verschiedenste künstliche Duftkomponenten zusammengemischt, die in vielen Fällen weder der Haut noch der Seele guttun.
Hochwertige ätherische Öle erhalten Sie in Bioladen, Reformhaus oder Apotheken. Es lohnt sich, dafür etwas mehr Geld auszugeben, da schon wenige Tropfen genügen, damit der Duft seine sinnliche Wirkung entfalten kann. Bedenken Sie, dass für ein kleines Fläschchen ätherischen Öls meist mehrere Kilogramm der betreffenden Pflanze verarbeitet werden. Bei Blütenölen steckt in einem einzigen Tropfen oft die Essenz Dutzender Blüten.
Wegen ihrer hohen Wirkstoffkonzentration sollten die meisten ätherischen Öle nicht unverdünnt auf die Haut aufgetragen werden. Vermeiden Sie insbesondere den Kontakt mit den Augen oder Schleimhäuten! Bei besonders empfindlicher Haut mischen Sie zunächst nur eine kleine Menge Massageöl und tragen es in der Ellenbeuge zum Testen auf. Falls die Haut mit Rötung oder Juckreiz reagiert, sollten Sie andere ätherische Öle auswählen oder die duftenden Essenzen nur in der Duftlampe verwenden und mit reinem Basisöl massieren.
Lagern Sie ätherische Öle immer fest verschlossen an einem dunklen und kühlen Ort, so bewahren sie am längsten ihre wertvollen Inhaltstoffe. Nach Möglichkeit sollten Sie Ihr Massageöl immer erst kurz vor der Anwendung in der benötigten Menge mischen. So können Sie auch immer wieder neue Mischungen ausprobieren und das Massageöl ganz an Ihre momentanen Wünsche anpassen. Dosieren Sie ätherische Öle dabei lieber zu niedrig als zu hoch.

Vorsicht!

Viele ätherische Öle eignen sich nicht während der Schwangerschaft. Im Intimbereich sollten Sie zudem grundsätzlich auf Duftöle verzichten. Verwenden Sie im Zweifelsfall ausschließlich Basisöl.

Die schönsten Düfte für erotische Massagen

Wenn es um die erotische Partnermassage geht, eignen sich die folgenden ätherischen Öle durch ihre aphrodisierende Wirkung für die Zubereitung von Massageölen am besten:

Jasmin (*Jasminum grandiflorum*) hat einen sehr intensiven, blumig-süßen Duft. Seine erotisierende Wirkung ist besonders stark, es weckt unsere Sinnlichkeit, hebt die Stimmung und macht uns offen für alles Neue.

Rose (*Rosa damascena*) war mit seinem blumigen, betörenden Aroma schon in der Antike einer der beliebtesten Düfte. Die Rose ist nicht ohne Grund die Blume der Liebe – ihr ätherisches Öl öffnet das Herz und macht uns empfänglicher für die Freuden der Liebe.

Neroli *(Citrus aurantium)* mit seinem warmen, süßen Duft hebt die Stimmung und sorgt für eine entspannte Atmosphäre, in der wir uns den Liebkosungen unseres Partners von ganzem Herzen hingeben können.

Patschuli (*Pogostemon cablin*) hat ein erdiges, herbes Aroma. Es wirkt beruhigend und stärkend und wird in Asien seit Langem als Aphrodisiakum geschätzt.

Sandelholz (*Santalum album*) hat ein warmes, holziges Aroma. Es löst Anspannungen und Ängste und hilft uns dabei, uns ganz auf unseren Partner und seine Zärtlichkeit einzulassen.

Ylang-Ylang (*Cananga odorata*) duftet exotisch-süß und hat eine besonders aphrodisierende Wirkung. Es weckt die Weiblichkeit in uns und vertreibt Ärger, schlechte Laune und Unsicherheit.

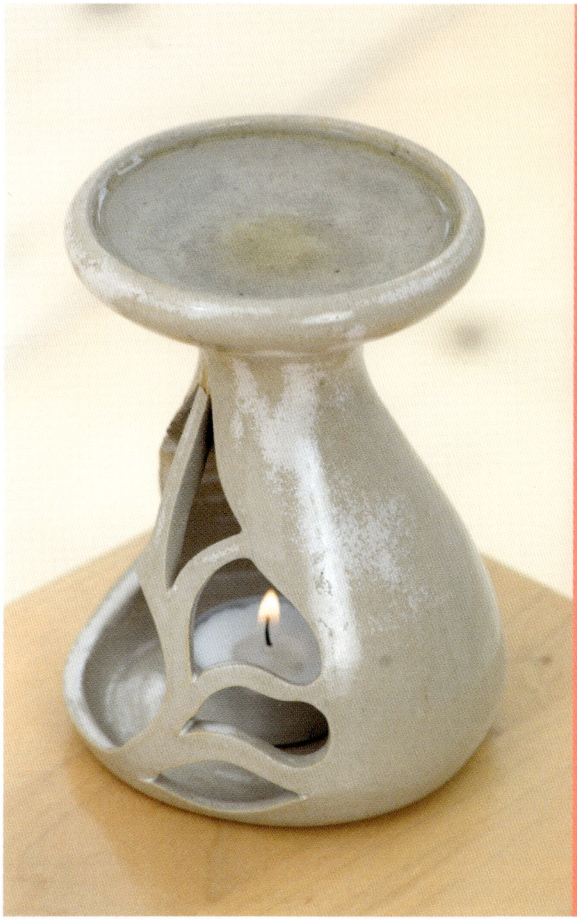

Ätherische Öle verzaubern die Atmosphäre.

Verführerische Ölmischungen

von »Kleopatra« bis »1001 Nacht«

Schon die Pharaonen kannten Ölmassagen – und auch heute noch wirken sie wunderbar verführerisch.

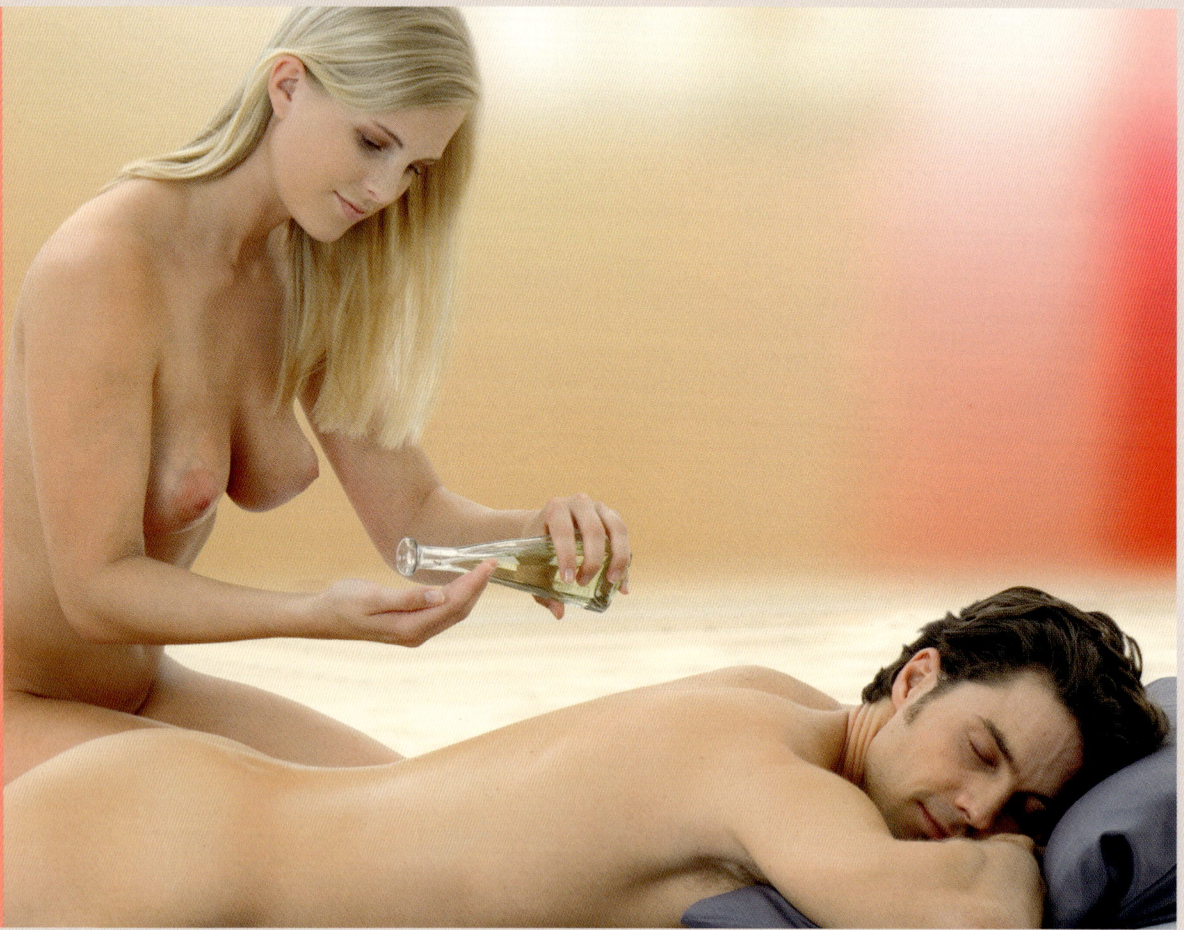

Es spricht natürlich nichts dagegen, für die erotische Partnermassage ein fertig gekauftes Massageöl zu verwenden. Diese Öle werden inzwischen in jeder Drogerie billig angeboten – doch genau hier liegt das Problem: Achten Sie beim Kauf immer darauf, dass das Massageöl aus hochwertigen Zutaten besteht und dass weder Konservierungsstoffe noch minderwertige Kunstaromen enthalten sind. Hochqualitative Öle sollten zudem immer durch dunkles Glas oder Kartonverpackungen vor Licht geschützt sein. Licht und Wärme können die Inhaltsstoffe des Öls leicht zersetzen, seinen Duft verändern und es schnell seiner vielfältigen positiven Eigenschaften berauben.

Die Verführung perfekt vorbereiten

Noch schöner wird die erotische Partnermassage allerdings, wenn Sie dafür selbst eine Massageölmischung vorbereiten. So können Sie das Massageöl ganz auf Ihre individuellen Vorlieben abstimmen und ihm jedes Mal eine neue Duftnote verleihen. Sie können Ihren Partner von Kopf bis Fuß in Ihren Lieblingsduft eintauchen und sich von den sinnlichen Aromen verführen lassen, die nach der Massage an seiner Haut haften.

Schon mit einer kleinen Auswahl ätherischer Öle und einem einzigen Basisöl können Sie sehr unterschiedliche Ölmischungen kreieren: warme, exotische Düfte für heiße Sommernächte, erfrischende Öle, die neue Energien wecken, sinnlich-süße Aromen für einen langen Morgen im Bett oder betörende Düfte für kuschelige Augenblicke ... Beim Zusammenstellen der perfekten Ölmischung sind Ihrer Fantasie keine Grenzen gesetzt.

Das Grundrezept für ein gelungenes Massageöl ist dabei ganz einfach: Für eine Ganzkörpermassage benötigen Sie rund 50 Milliliter Basisöl. Dieses mischen Sie ganz nach Geschmack mit insgesamt 5 bis 15 Tropfen des ätherischen Öls. Sie können Ihr Massageöl mit einem einzigen ätherischen Öl aromatisieren oder jeweils ein paar Tropfen von verschiedenen Essenzen dazugeben. Die meisten Ölmischungen enthalten zwei bis vier verschiedene ätherische Öle. Bei einer noch größeren Anzahl würden die einzelnen Essenzen nicht mehr richtig zur Geltung kommen.

Füllen Sie zum Mischen das Basisöl und die gewünschten ätherischen Öle in ein kleines, fest verschließbares Fläschchen. Dieses schütteln Sie dann einige Sekunden lang kräftig durch – fertig ist die Mischung. Falls nach der Massage noch Öl übrig bleibt, können Sie es so auch gut aufbewahren.

Düfte für die Fantasie

Die folgenden Ölmischungen lassen die erotische Partnermassage zu einem besonders sinnlichen Erlebnis werden. Das jeweils angegebene Basisöl harmoniert am besten mit den jeweiligen ätherischen Ölen, aber Sie können es auch durch ein anderes Basisöl Ihrer Wahl ersetzen. Diese Rezepte können Ihnen außerdem als Ausgangspunkt und Beispiel für eigene Ölmischungen dienen. Lassen Sie dabei ruhig Ihre Fantasie spielen – denn je mehr Ihnen Ihr Massageöl zusagt, desto schöner wird auch die Massage.

Die richtige Mischung macht's – auch in der Erotik. Aber die Atmosphäre muss ebenfalls stimmen.

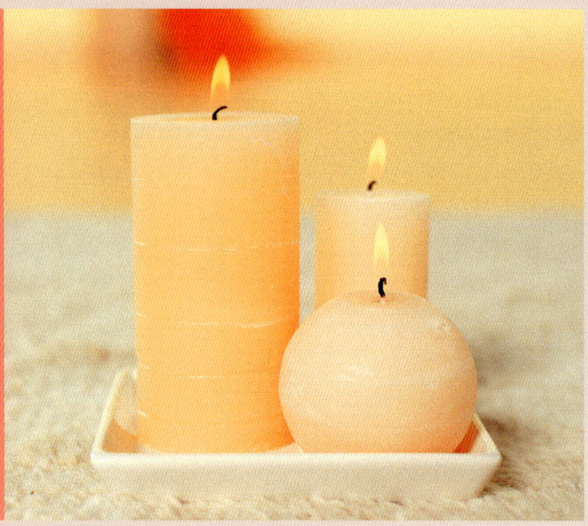

Kleopatra
50 Milliliter Mandelöl
1 Tropfen Zeder *(Cedrus atlantica)*
1 Tropfen Rosmarin *(Rosmarinus officinalis)*
3 Tropfen Rose *(Rosa damascena)*

Aphrodite
50 Milliliter Olivenöl
3 Tropfen Neroli *(Citrus aurantium)*
4 Tropfen Jasmin *(Jasminum grandiflorum)*
2 Tropfen Rose *(Rosa damascena)*
3 Tropfen Muskatellersalbei *(Salvia sclarea)*

Tantra-Massageöl
50 Milliliter Sesamöl
3 Tropfen Sandelholz *(Santalum album)*
3 Tropfen Ylang-Ylang *(Cananga odorata)*
5 Tropfen Patschuli *(Pogostemon cablin)*

Shakti
50 Milliliter Jojobaöl
4 Tropfen Jasmin *(Jasminum grandiflorum)*
2 Tropfen Patschuli *(Pogostemon cablin)*
1 Tropfen Ylang-Ylang *(Cananga odorata)*

Tropische Nacht
50 Milliliter Kokosöl
4 Tropfen Ylang-Ylang *(Cananga odorata)*
7 Tropfen Rosenholz *(Aniba rosaeodora)*

Don Juan
50 Milliliter Jojobaöl
5 Tropfen Patschuli *(Pogostemon cablin)*
3 Tropfen Orange *(Citrus sinensis)*

Orangenblüte
50 Milliliter Mandelöl
4 Tropfen Orange *(Citrus sinensis)*
4 Tropfen Neroli *(Citrus aurantium)*
2 Tropfen Jasmin *(Jasminum grandiflorum)*

Relax & Enjoy
50 Milliliter Olivenöl
3 Tropfen Lavendel *(Lavandula officinalis)*
2 Tropfen Rose *(Rosa damascena)*
4 Tropfen Neroli *(Citrus aurantium)*

Shiva
50 Milliliter Sesamöl
3 Tropfen Neroli *(Citrus aurantium)*
2 Tropfen Zimt *(Cinnamomum verum)*
1 Tropfen Koriander *(Coriandrum sativum)*

Bali

50 Milliliter Kokosöl
2 Tropfen Sandelholz *(Santalum album)*
4 Tropfen Vanille *(Vanilla planifolia)*
2 Tropfen Vetiver *(Vetiveria zizanioides)*
2 Tropfen Tonka *(Dipteryx odorata)*

1001 Nacht

50 Milliliter Mandelöl
3 Tropfen Jasmin *(Jasminum grandiflorum)*
2 Tropfen Nelke *(Syzygium aromaticum)*
3 Tropfen Neroli *(Citrus aurantium)*
2 Tropfen Myrrhe *(Commiphora molmol)*

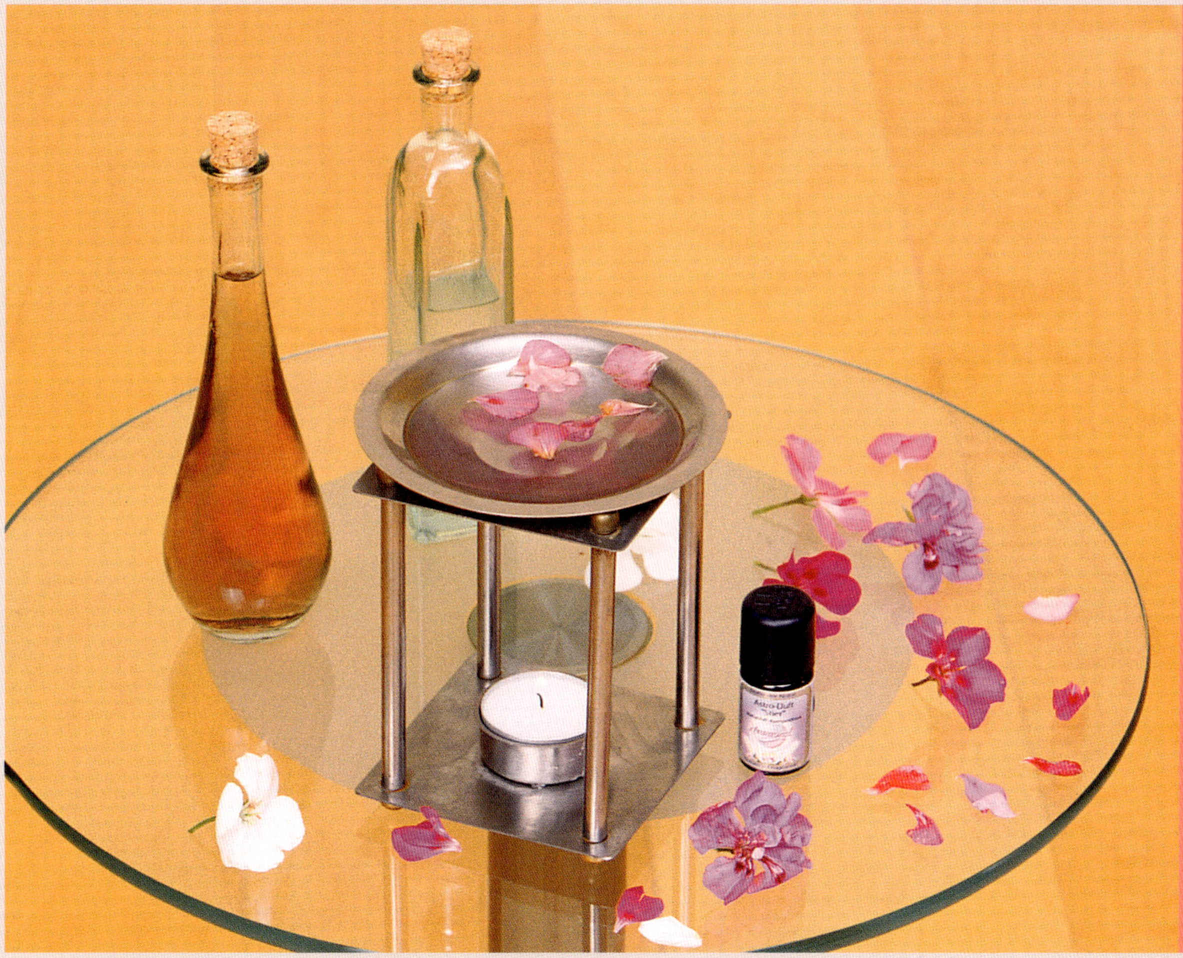

Duftessenzen sind vielfältig einsetzbar.

Die Ganzkörperbehandlung step by step

Die Ganzkörpermassage ist die Königsdisziplin der erotischen Partnermassage: Sie verwöhnt den gesamten Körper mit sinnlichen, entspannenden Berührungen, die unwiderstehlich Lust auf mehr machen. Bei der Ganzkörpermassage nehmen Sie sich für jeden Teil des Körpers Ihres geliebten Partners ausgiebig Zeit und liebkosen jedes Stückchen Haut mit liebevollen Berührungen.

Ein Fest der Sinnlichkeit

Die erotische Ganzkörpermassage soll ein Fest der Sinnlichkeit sein, das die Erotik in Ihrer Beziehung feiert und mit neuem Leben erfüllt. Daher ist es wichtig, dass Sie sich genug Zeit dafür nehmen. Ideal für eine solch ausgiebige Massage ist ein freier Tag, an dem Sie und Ihr Partner sich voll und ganz auf die schönen Seiten des Lebens einlassen können. So haben Sie genügend Zeit, um die Massage in aller Ruhe vorzubereiten, sie so lange auszudehnen, wie es Ihnen gefällt, oder der Massage weitere erotische Freuden folgen zu lassen und danach ausgiebig zu entspannen.

Aber natürlich können Sie eine erotische Ganzkörpermassage auch einfach zwischendurch – an einem freien Nachmittag oder Abend – durchführen. Drei Stunden sollten Sie sich jedoch mindestens dafür einplanen.

Achten Sie bei der Vorbereitung besonders auf die Hinweise auf S. 20 (»Dos und Don'ts«) und schaffen Sie eine entspannende, stimmungsvolle Atmosphäre, die Ihnen dabei hilft, sich durch und durch auf die erotische Partnermassage einzustimmen. Am schönsten ist es, wenn Sie die Vorbereitungen gemeinsam mit Ihrem Partner treffen und so die Vorfreude auf das bevorstehende schöne Erlebnis steigern. Falls nur einer von Ihnen die Massage vorbereitet, sollte er dabei auf jeden Fall auch die Wünsche und Vorlieben seines Partners berücksichtigen – gerade was die Musik und die Beleuchtung betrifft.

Falls Sie noch nicht völlig mit den Massagetechniken vertraut sind, können Sie auch noch einmal einen Blick in die dazugehörigen Anleitungen werfen. Viel wichtiger als die perfekte Technik ist jedoch, dass Sie Ihren Partner liebevoll und mit viel Einfühlungsvermögen berühren. Schließlich wollen Sie keine therapeutische Massage durchführen, sondern Ihren Partner mit zärtlichen Streicheleinheiten verwöhnen und erregen. Entscheidend ist, dass sich während der Massage beide pudelwohl fühlen. Es empfiehlt sich aber, auf die folgenden Punkte zu achten:

- Üben Sie im Zweifelsfall lieber zu sanften als zu starken Druck aus. Sanfte, streichelnde Berührungen sind meistens erotischer als kräftiges Drücken hart an der Schmerzgrenze.
- Halten Sie bei allen streichenden Bewegungen möglichst viel Körperkontakt: Lassen Sie Ihre Hände lieber zart über die Haut an die richtigen Stellen gleiten, als sie unnötig abzusetzen.
- Wiederholen Sie jede Berührung mehrere Male, damit Ihr Partner sich darauf einstimmen und sie voll und ganz genießen kann.
- Passen Sie den Druck, den Rhythmus und das Tempo der Massage an die Wünsche Ihres Partners an. Variieren Sie aber zwischendurch gelegentlich, da neue Reize seine Aufmerksamkeit immer wieder aufs Neue an die Bewegungen Ihrer Hände fesseln.
- Massieren Sie nur so lange es Spaß macht. Fühlen Sie sich nicht gezwungen, Ihr Programm durchzuziehen.

Auf den folgenden Seiten ist den verschiedenen Körperregionen jeweils ein eigenes Kapitel gewidmet. Für eine vollendete Ganzkörpermassage folgen Sie einfach Schritt für Schritt dieser Anleitung. Aber lassen Sie Ihrer Fantasie dadurch keine Grenzen setzen: Wenn Sie erst einmal etwas Erfahrung mit der erotischen Partnermassage gesammelt haben, können Sie sie jederzeit neu kombinieren oder mit Elementen aus der Thai-, Tantra- oder Shiatsu-Massage erweitern, um Ihren Partner immer wieder einmal aufs Neue zu überraschen.

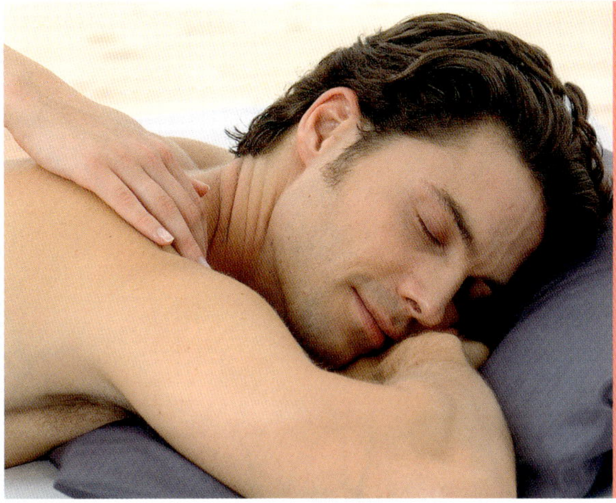

Verteilen Sie das Öl auf Rücken und Nacken.

Ein schöner Rücken ...

... kann auch entzücken, sagt das Sprichwort. Aber leider wird unser Rücken viel zu oft vernachlässigt und erst dann beachtet, wenn er schmerzt. Fast jeder leidet gelegentlich unter Verspannungen oder Schmerzen im Rücken, daher lohnt es sich, diesen Bereich gleich zu Beginn der Ganzkörpermassage zu behandeln. So kann Ihr Partner den Rest der Massage viel unbeschwerter genießen.

- Bitten Sie Ihren Partner, sich auf den Bauch zu legen. Seine Arme liegen bequem neben dem Körper oder auf einem Kissen. Streichen Sie dann mit Ihren Händen einige Male sanft von seinen Schultern über Rücken, Po und Beine bis zu den Füßen, um ihn auf Ihre Berührungen einzustimmen.
- Knien Sie sich nun oberhalb seines Kopfes nieder und tragen Sie das Massageöl auf seinen Rücken auf. Gießen Sie dafür etwas Öl in Ihre Handfläche und lassen Sie es dort einen Moment lang warm

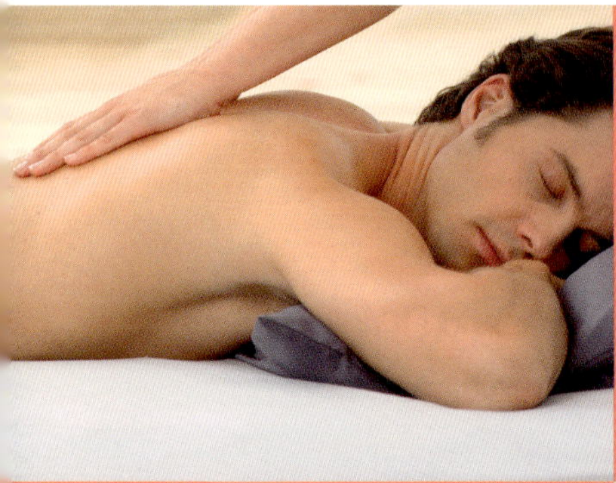

links:
Mit den Handflächen abwärts streichen

rechts:
Lassen Sie die Hände langsam kreisen.

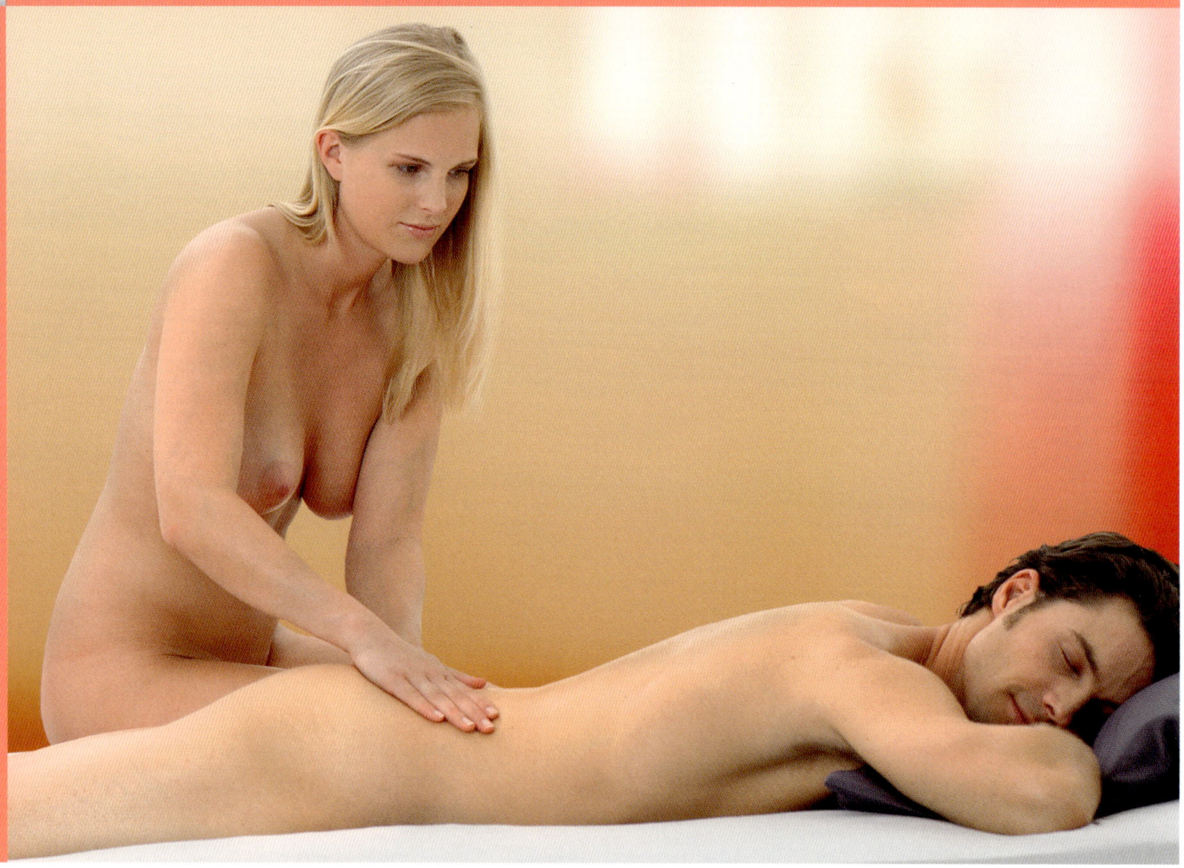

werden. Verteilen Sie das Öl zwischen Ihren Händen und tragen Sie es mit flachen Händen auf dem Rücken Ihres Partners auf, indem Sie mehrere Male sanft von den Schultern bis zum Kreuz über seinen Rücken streichen, zuerst entlang der Wirbelsäule, dann immer ein kleines Stück weiter außen bis hin zu den Körperseiten.

Den Rücken anwärmen

Bleiben Sie in derselben Position, und wärmen Sie den Rücken Ihres Partners mit rhythmischem, sanftem Streichen auf. Streichen Sie zuerst von oben nach unten über die Muskelstränge links und rechts der Wirbelsäule und lassen Sie Ihre Hände dabei immer sanft und ohne Druck über die Körperseiten zurück nach oben gleiten, sodass sie große Kreise auf dem Rücken Ihres Partners beschreiben. Nach einigen Wiederholungen massieren Sie auf diese Weise wieder immer etwas weiter seitlich, bis Sie die Körperseiten erreichen.

Danach wechseln Sie Ihre Position und knien oder setzen sich seitlich neben den Rücken Ihres Partners, sodass Sie von unten nach oben seinen Rücken bearbeiten können. Massieren Sie beide Seiten des Rückens gleichzeitig mit großflächigem Kreisen mit der ganzen Hand und wandern Sie dabei langsam vom Kreuz bis zu den Schulterblättern.

Etwas kräftiger, bitte!

Die nun folgenden Techniken führen Sie zuerst auf einer Seite des Rückens durch, dann wechseln Sie auf die andere Seite und massieren dort weiter. Bei diesem Teil der Massage können Sie ausprobieren, wie sanft oder fest Ihr Partner gerne berührt werden möchte: Da der Rücken nicht allzu empfindlich ist und die Muskeln durch das Streichen schon aufgewärmt sind, können Sie problemlos zwischen sanftem und festem Druck variieren. Bitten Sie Ihren Partner, Ihnen zu sagen, wie er sich am wohlsten fühlt und wie kräftig Sie massieren dürfen. In sensibleren Körperregionen wie Brust, Bauch und Becken sollten Sie jedoch grundsätzlich sanft und einfühlsam massieren.

Verspannte Muskeln lockern

Die Muskeln entlang der Wirbelsäule werden am häufigsten von Verspannungen geplagt, daher bekommen sie nun als Erstes eine Intensivbehandlung. So werden sie schön gelockert und Ihr Partner wird sich später umso beweglicher fühlen. Die besten Techniken dafür sind das Daumenrollen und Daumenkreisen. Dabei massieren Sie nur mit den Daumenkuppen und in kleinen Bewegungen

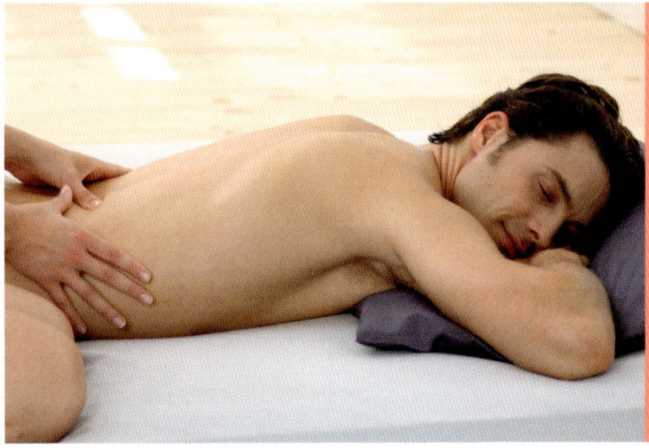

Die Daumen kreisen vom Kreuz bis zu den Schultern.

Stück für Stück vom Kreuz bis zu den Schulterblättern.

Lassen Sie sich Zeit, um Verspannungsknoten und harte Stellen zu ertasten und gefühlvoll weichzukneten. Auch wenn die Verspannungen vielleicht nicht ganz verschwinden, wird sich Ihr Partner danach doch deutlich besser fühlen. Aber vergessen Sie nicht: Bei der erotischen Partnermassage geht es nicht so sehr darum, Schmerzen und Beschwerden zu behandeln, als vielmehr um Sinnlichkeit und Erotik. Konzentrieren Sie sich also nicht nur auf verspannte Muskeln, sondern vor allem darauf, Ihren Partner mit Streicheleinheiten zu verwöhnen. Wenn dabei dann auch lästige Schmerzen verschwinden, ist dies »nur« ein angenehmer Nebeneffekt.

Wenn Sie bei den Schulterblättern angelangt sind, massieren Sie den Bereich zwischen Schulterblatt und Wirbelsäule und anschließend am unteren Rand des Schulterblatts entlang.

Verspannte Bereiche brauchen besonders viel Zuwendung.

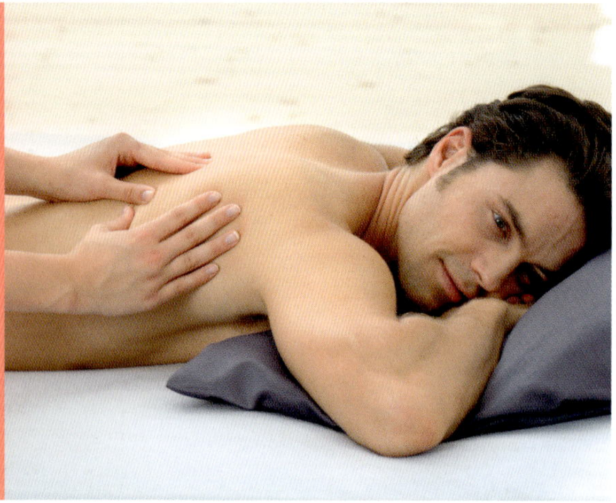

Achten Sie dabei gut darauf, was Ihre Finger fühlen: Ertasten Sie den Rand des Schulterblatts, erspüren Sie seine Form und massieren Sie die Muskeln an seinem unteren Rand, ohne Druck auf den Knochen selbst auszuüben. So steigern Sie auch die Sensibilität Ihrer Hände und bereiten sich darauf vor, auch empfindlichere Körperbereiche mit viel Fingerspitzengefühl zu massieren.

Den Rücken kneten

Im Anschluss daran können Sie die gesamte Rückenhälfte mit Kneten oder Walken massieren. Da die Muskeln schon schön warm sind, wird Ihr Partner auch einige kräftigere Griffe sehr angenehm finden. Passen Sie die Stärke der Massage dabei ständig an: In muskulösen, fleischigen Bereichen können Sie nach Herzenslust zugreifen und das Gefühl von starken Muskeln und warmer Haut unter Ihren Händen genießen.

Achten Sie aber auf die Reaktionen Ihres Partners und wechseln Sie weniger kräftige Griffe immer mit vielen zärtlichen, sanfteren Berührungen ab. In knochigen Bereichen wie auf dem Schulterblatt, an der Wirbelsäule selbst und über den Rippen ist dagegen pure Zärtlichkeit angesagt: Hier kneten Sie am besten nur spielerisch mit den Fingerspitzen oder greifen zur Abwechslung wieder aufs Streichen zurück. Massieren Sie auf diese Weise erst die eine, dann die andere Seite des Rückens.

Zum Abschluss wenden Sie die Technik des Ziehens an, um auch die Körperseiten vor allem im Bereich des Latissimus in die Massage mit einzubeziehen.

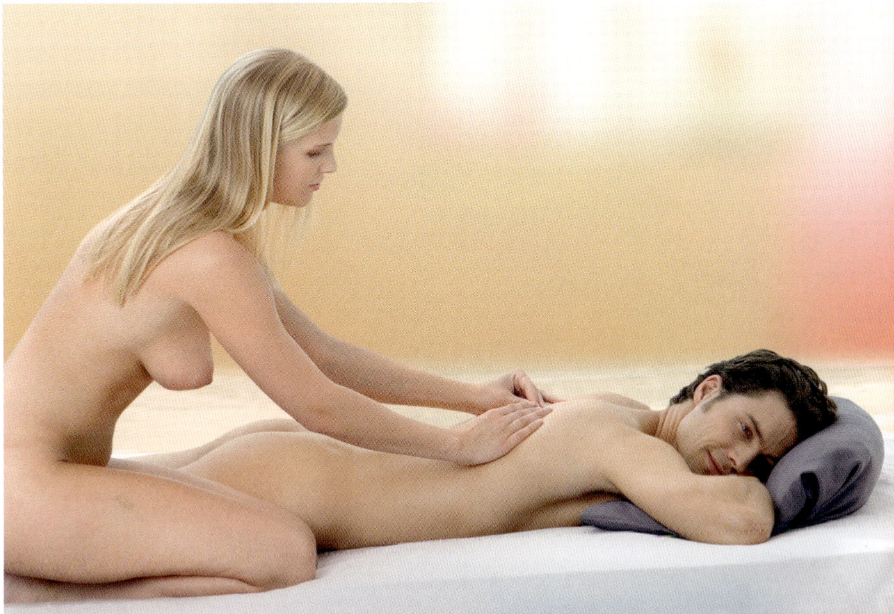

links:
Die langen Rückenmuskeln kneten und walken

rechts:
Ziehen Sie die seitlichen Rückenmuskeln mit den Handflächen nach innen.

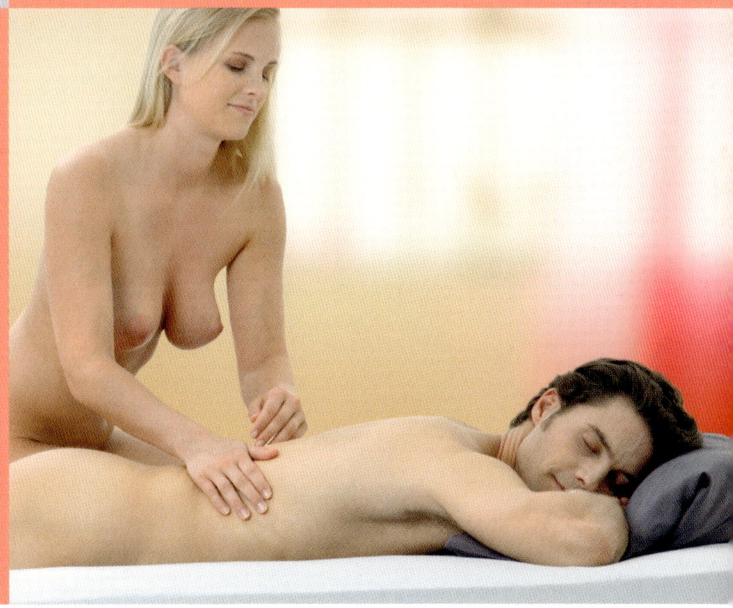

Relax! Nacken und Schultern lockern

Jetzt sind Nacken und Schultern an der Reihe. Hier sitzen die meisten Verspannungen, die uns die Freude an der Bewegung verleiden und sogar lästige Kopfschmerzen auslösen können. Da das den Spaß an der Erotik empfindlich einschränkt, ist eine regelmäßige Nacken- und Schultermassage fast so luststeigernd wie ein Aphrodisiakum. Sie können den folgenden Abschnitt der Ganzkörpermassage auch einzeln als regelmäßiges Entspannungsprogramm durchführen.

Knien oder setzen Sie sich so neben den Rücken Ihres Partners, dass Sie bequem beide Schultern erreichen können. Ihr Partner kann die Arme neben dem Körper ausstrecken oder seine Hände unter seinen Kopf legen. Verteilen Sie etwas Massageöl in Ihren Händen, wärmen Sie es kurz an und tragen Sie es mit sanften Strichen auf Schultern und Nacken auf.

Dann streichen Sie mit den Handflächen vom Rücken über die Schultern bis zum Oberarm. Passen Sie Ihre Hände dabei an die Konturen des Körpers an. Wiederholen Sie die Bewegung einige Male und streichen Sie dabei ab und zu anstatt zu den Oberarmen über den Nacken bis zum Haaransatz hoch. Auf diese Weise können Sie sogar Kopfschmerzen wegzaubern.

Streichen Sie vom Nacken aus zu den Oberarmen.

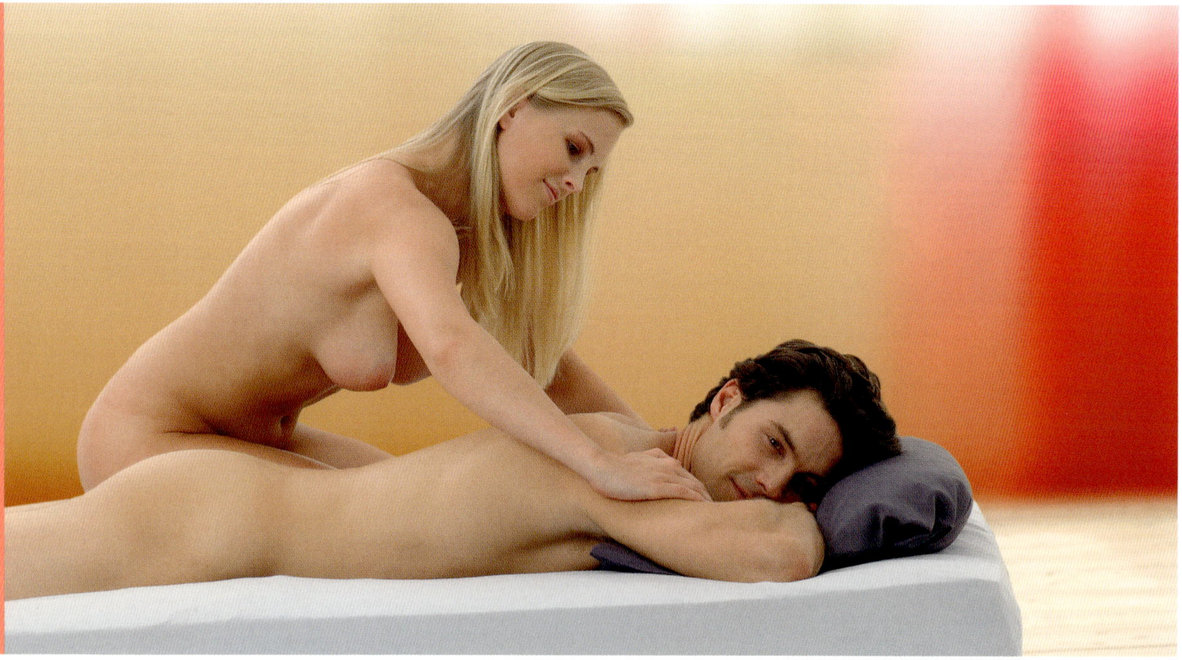

Schulter und Oberarm massieren

Bitten Sie Ihren Partner dann, seinen Kopf zur Ihnen abgewandten Seite zu drehen, und massieren Sie zuerst die Ihnen zugewandte Schulter. Legen Sie Ihre Hände flach auf die Schulter, die Fingerspitzen zeigen zum Kopf und eine Hand liegt etwas tiefer als die andere. Dann schieben Sie abwechselnd Ihre Hände nach oben, bis Ihre Fingerspitzen das Schlüsselbein erreichen, und wieder zurück. Üben Sie dabei Druck mit dem Handballen aus, sodass Muskeln und Gewebe sanft geknetet werden. Beginnen Sie damit neben der Wirbelsäule und setzen Sie Ihre Hände während der Massage immer ein Stückchen weiter außen an, bis Sie am Oberarm angekommen sind.

Nun schieben Sie Ihre äußere Hand unter das Schultergelenk Ihres Partners, um es sanft zu stützen, und beschreiben mit Ihren Fingerspitzen kleine Kreise auf der gesamten Fläche seines Schulterblatts. Versuchen Sie, die längliche Erhebung des Schulterblatts zu ertasten, und folgen Sie ihr mit Ihren Fingerspitzen von innen nach außen.

Starke Arme

Kneten und walken Sie nun die Oberarmmuskeln Ihres Partners. Vor allem bei ausgeprägten Muskeln ist es sehr schön, diese in den Händen zu spüren und nach Herzenslust zu drücken. Denken Sie daran, dass es diese Muskeln sind, mit denen Ihr Partner Sie in die Arme nimmt. Da Oberarme und Schultern eine kraftvolle Einheit bilden, trägt die Massage der Arme auch dazu bei, Schultern und Nacken zu lockern und Verspannungen zu lösen.

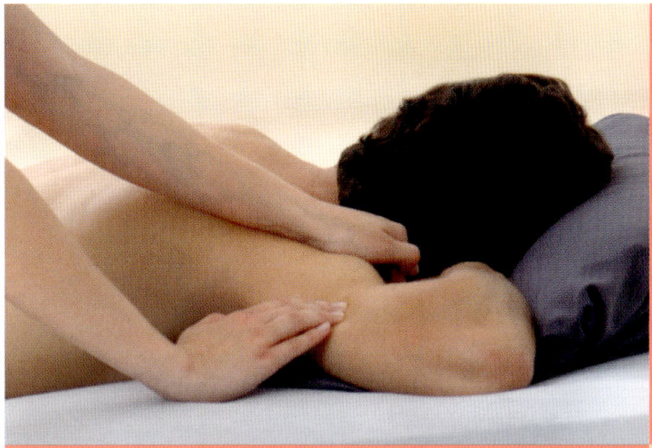

links:
Mit den Handballen die Schultern massieren

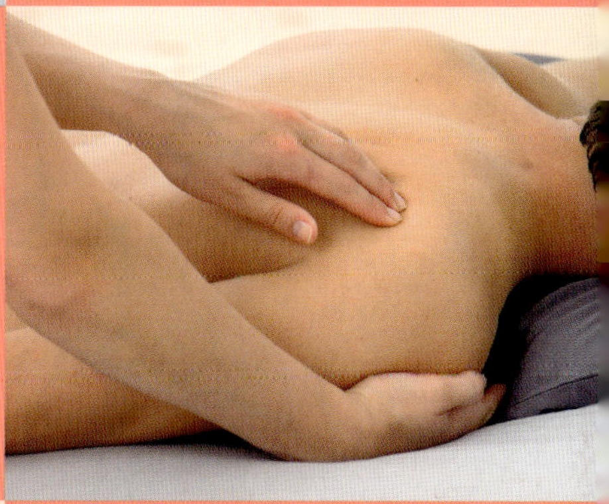

rechts:
Eine Hand stützt, die Finger der anderen kreisen.

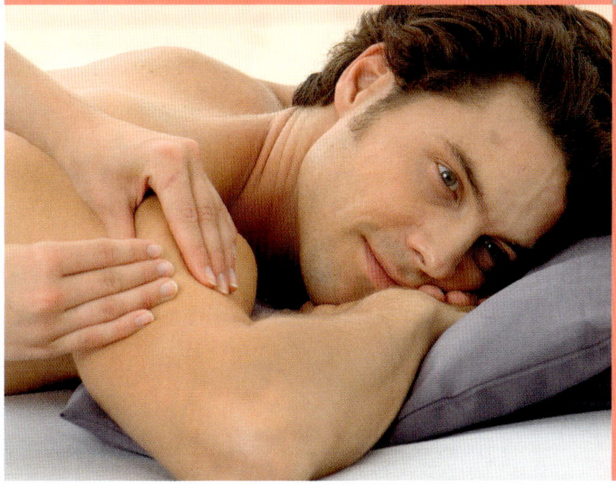

links:
Kneten Sie die Oberarme kräftig durch.

Schieben Sie als Nächstes Ihre Finger von oben her unter die Oberarme Ihres Partners und ziehen Sie die Hände abwechselnd mit sanftem Druck zurück zu sich. Setzen Sie immer ein Stück weiter innen neu an, bis Sie kurz vor dem Hals angekommen sind. Der Hals selbst wird nicht massiert.

Danach begeben Sie sich auf die andere Seite Ihres Partners, bitten Sie ihn, den Kopf wieder zur Ihnen abgewandten Seite zu drehen, und wiederholen Sie die Massage an der anderen Schulter.

Die Schultern ausstreichen

Wechseln Sie als Nächstes die Position, sodass Sie oberhalb des Kopfes Ihres Partners knien und seine Schultern von oben massieren können. Legen Sie Ihre Hände flach unterhalb des Nackens auf seinen Rücken und streichen Sie nach unten, so weit Sie bequem reichen können. Dort lassen Sie Ihre Hände zu den Körperseiten hin auseinandergleiten. Gleiten Sie mit Ihren Händen ganz sanft zum Nacken zurück und wiederholen Sie dieses Streichen einige Male, wobei die zurückgelegte Strecke jedes Mal etwas kürzer wird und Ihre Hände weiter oben am Rücken auseinandergleiten.

Schließlich streichen Sie nur noch die Schulterblätter Ihres Partners zu den Achseln hin aus.

Drehen Sie jetzt die Hände seitlich. Legen Sie Ihre Handflächen auf die Schultern Ihres Partners und streichen Sie mit sanftem Druck mehrere Male vom Halsansatz über die Schultergelenke zu den Oberarmen. Lassen Sie Ihre Hände dabei jeweils sanft an der Unterseite seiner Arme und über die Schulterblätter zur Ausgangsposition zurückgleiten.

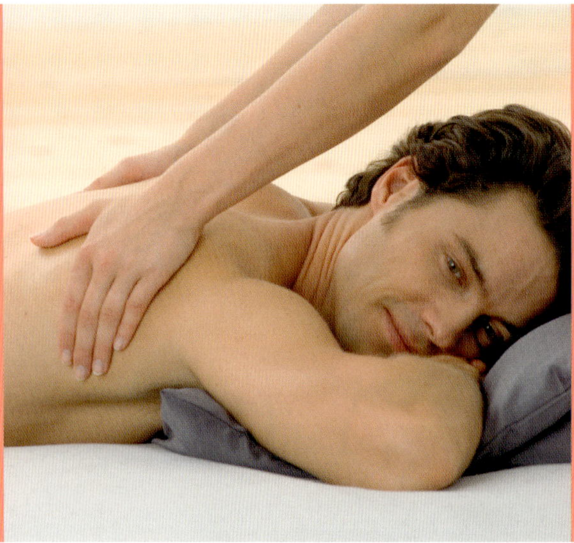

links:
Streichen Sie vom Nacken aus abwärts und führen Sie die Hände dabei nach außen.

Den Nacken lockern

Der Nacken ist ein sehr delikater Teil des Körpers, der oft großen Belastungen ausgesetzt ist. Wenn Sie hier mit viel Feingefühl massieren, können Sie Ihrem Partner wahre Wonneschauer über den Rücken jagen. Bei Schmerzen in diesem Bereich sollte die Massage jedoch besonders zart durchgeführt werden. Bitten Sie Ihren Partner, seine Stirn auf seine Handrücken zu legen, damit sein Nacken gerade liegt.

Um den Nacken aufzuwärmen, können Sie in Ihrer Position oberhalb des Kopfes sitzen bleiben. Legen Sie nun die Hände abwechselnd mit gewölbten Handflächen dicht am Haaransatz im Nacken auf und streichen Sie langsam entlang der Wirbelsäule nach unten bis zum unteren Rand der Schulterblätter. Üben Sie dabei nur wenig Druck aus und überlassen Sie es der Wärme Ihrer Hände, die Muskeln im Nacken Ihres Partners aufzuwärmen.

Dann spreizen Sie Ihre Finger leicht und streichen mit den Fingerspitzen beider Hände sanft von oben nach unten über den Nacken, wobei Sie mit Ihren Fingerspitzen all seinen Konturen folgen. Lassen Sie die Bewegung auf den Schulterblättern auslaufen, indem Sie die Finger immer weiter spreizen und mit einer gleitenden Bewegung vom Körper abheben.

Als Letztes setzen Sie sich seitlich neben Ihren Partner und legen Ihre obere Hand auf seinen Hinterkopf, um ihn zu stützen. Dann massieren Sie zärtlich mit der anderen Hand mit kleinen, kreisförmigen Bewegungen der Daumen und Fingerspitzen die Muskeln des Nackens von den Schultern bis zum Haaransatz.

rechts:
Lassen Sie die gespreizten Fingerspitzen sanft über den Nacken hinweg gleiten.

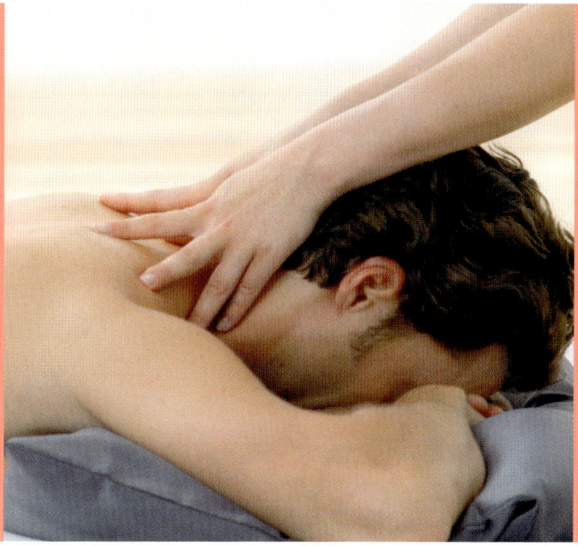

Fußmassagen – der besondere Kitzel

Ihr Partner ist an diesem Punkt sicher schon wunderbar entspannt und auf die Massage eingestimmt. Nun wird es Zeit, Ihre liebevollen Berührungen auf seinen gesamten Körper auszudehnen. Dafür machen wir einen großen Sprung vom Nacken zu den Füßen. Viele Menschen haben kein besonders inniges Verhältnis zu ihren Füßen. Sei es, weil sie nach dem Rücken die am schwierigsten zu erreichenden Körperteile sind oder weil sie nach vielen Jahren in Turnschuhen oder High Heels auf den ersten Blick manchmal nicht sehr attraktiv sind: Oft erhalten unsere Füße daher kaum Pflege und Aufmerksamkeit.

Entdecken Sie den Zauber der Füße

Unsere Füße gehören zu den beachtenswertesten Körperregionen: In den Fußsohlen liegen unzählige Nervenenden – der Grund, warum wir hier so kitzelig sind. Über die Fußreflexzonen können wir Einfluss auf alle Organe nehmen. Zudem gehören die Füße zu den interessantesten erogenen Zonen unseres Körpers – sofern wir uns darauf einlassen, das auch wahrzunehmen.
Dieselben Nerven, die uns zurückzucken lassen, wenn wir an den Füßen gekitzelt werden, können auch äußerst anregende Signale durch unseren Körper schicken. Wenn unser Partner es schafft, bei seinen Berührungen genau die richtige Balance zwischen Zärtlichkeit und Kraft zu wahren, kann eine Fußmassage wunderbare Schauer von »Fuß bis Kopf« auslösen. Was uns sonst zum Lachen bringt, kann ebenso erotische Reize ausüben und Lust und Leidenschaft entfachen.

Liebe ist … eine liebevolle Fußmassage

Jemandem die Füße zu massieren ist etwas ganz Besonderes, auch wenn dies vielen Menschen kaum

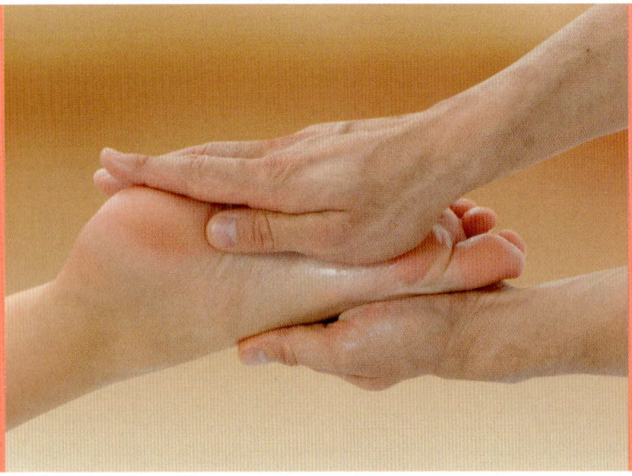

links:
Mit der einen Hand stützen Sie den Fuß, mit der anderen massieren Sie die Fußsohle.

bewusst ist. Nicht jeder lässt sich gerne an den Füßen berühren – vor allem, wenn er dort sehr kitzelig ist. Und obwohl zumindest Frauen oft einmal ihre Füße in feinen Riemchensandalen zur Schau stellen, sind die Füße doch meist eine eher intime Zone, die wir nur ungern von fremden Menschen berühren lassen.

Wenn Sie sich dies bewusst machen, bevor Sie Ihrem Partner die Füße massieren, werden Sie erkennen, dass es immer auch ein kleiner Vertrauensbeweis ist, wenn Ihr Partner seine Füße »in Ihre Hände legt«: Dieser Bereich ist oft noch empfindsamer und empfindlicher als unsere Hände. Ihr Partner vertraut Ihnen, dass Sie ihn behutsam berühren und zumindest nicht absichtlich kitzeln werden. Und Sie können dieses Geschenk seines Vertrauens erwidern, indem Sie seinen Füßen Ihre liebevolle Aufmerksamkeit schenken. »Liebevoll« heißt hier jedoch nicht »zart«. Damit Sie Ihren Partner nicht kitzeln, sollten Sie eher kräftig massieren.

Die Fußmassage

Knien oder setzen Sie sich dicht vor die Füße Ihres Partners. Da dieser noch auf dem Bauch liegt, haben Sie seine Füße mit den Fußsohlen nach oben vor sich liegen. Nehmen Sie nun einen Fuß in den Schoß, indem Sie mit einer Hand von unten das Fußgelenk umfassen und den Fuß zusätzlich mit Ihrem Unterarm stützen. Streichen Sie nun mit Ihrer freien Handfläche einige Male kräftig von der Ferse zu den Zehen über die Fußsohlen, um sie auf die Massage vorzubereiten und den Kitzelreiz vorübergehend auszuschalten.

Dann legen Sie den Fuß kurz auf Ihrem Schoß ab, um etwas Massageöl in Ihren Handflächen zu verteilen und mit einigen festen, langen Bewegungen den gesamten Fuß einzuölen. Streichen Sie dabei auch über die Zehen und schieben Sie Ihre leicht gespreizten Finger in die Zehenzwischenräume, um die Haut überall geschmeidig und weich zu machen.

rechts:
Lassen Sie die Daumenkuppe in mehreren Längsbahnen über die Fußsohle kreisen.

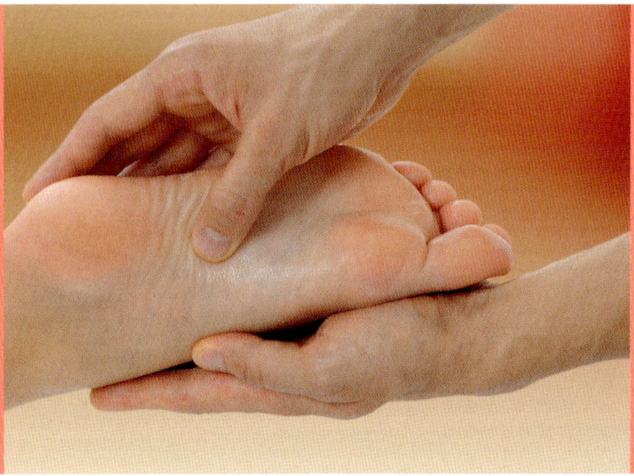

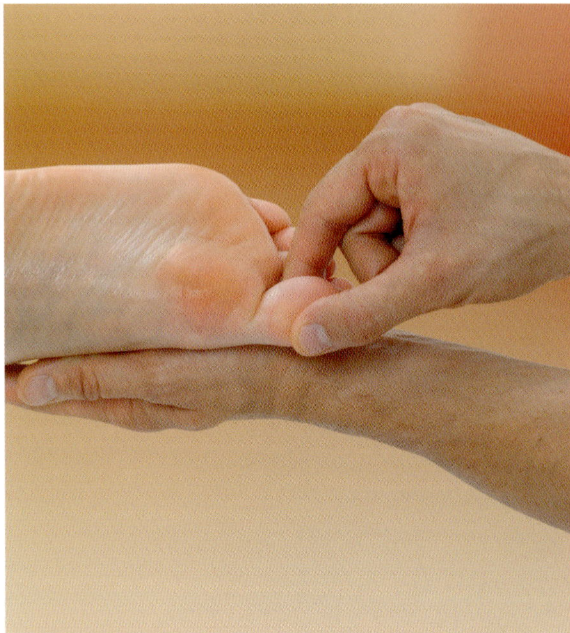

links:
Den großen Zeh sanft massieren

rechts:
Drehen Sie jeden Zeh ganz langsam zwischen Ihren Fingern hin und her.

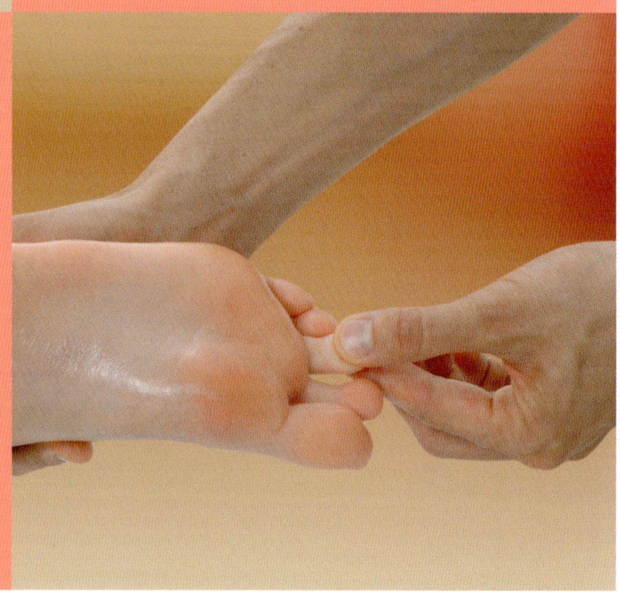

Daumenkreisen auf der Fußsohle

Danach beginnen Sie mit der eigentlichen Massage, indem Sie die Fußsohle mit Daumenkreisen in mehreren Bahnen von der Ferse bis zu den Zehen massieren, zuerst an der Fußaußenseite, dann immer ein Stückchen weiter innen.

Zum Abschluss streichen Sie mit der Daumenkuppe mit kräftigem Druck von den Zehengrundgelenken bis zur Ferse und zwar jeweils ein Mal entlang der Fußinnenkante, parallel dazu von jedem Zehenzwischenraum aus und zum Schluss entlang der Fußaußenkante.

Den Fußrücken kraulen

Als Nächstes wird der Fußrücken massiert: Legen Sie Ihre Hand so um den Fuß, dass Sie mit den Fingerspitzen bequem den Fußrücken erreichen. Spreizen Sie leicht die Finger und massieren Sie mehrere Male mit den Fingerkuppen vom Fußgelenk bis zu den Zehen. Ihre Finger folgen dabei den Zwischenräumen zwischen den Mittelfußknochen. Sie können entweder in geraden Linien streichen oder Ihre Finger in kleinen Kreisen über den Fußrücken wandern lassen.

Zeh für Zeh

Nun folgt die Massage der Zehen. Diese werden in modernen Schuhen oft sehr eingeengt und verlieren dadurch im Lauf der Jahre ihre Beweglichkeit, aber mit einer Massage hauchen Sie ihnen regelrecht neues Leben ein.

Für die Massage werden die Zehen zuerst sanft gedehnt. Spreizen Sie die Zehen leicht auseinander, damit Sie der Reihe nach jeden Zeh einzeln behandeln können. Beginnen Sie dann jeweils beim großen Zeh und massieren Sie einen Zeh nach dem anderen bis hin zum kleinen Zeh.

Die Zehen dehnen

Streichen Sie jeden Zeh ein paar Mal zwischen Ihren Daumen- und Fingerkuppen vom Grundgelenk zur Spitze hin aus. Dann halten Sie den Zeh fest und dehnen ihn mehrere Male nach oben und nach unten. Meist können Sie dabei jedes Mal ein kleines Stückchen weiter dehnen.

Nachdem Sie auf diese Weise jeden Zeh bearbeitet haben, fassen Sie noch einmal jeden Zeh einzeln am Grundgelenk und ziehen Ihre Finger dann mit sanftem Druck bis zur Zehenspitze, während Sie den Zeh leicht zwischen Ihren Fingern hin und her drehen.

Vorsicht, kitzelig!

Danach massieren Sie mit Daumenballen und Fingerspitzen in kleinen Kreisen den Übergang vom Fußballen zum Zeh.

Zum Abschluss der Zehenmassage streichen Sie schließlich den Zwischenraum zwischen den Zehen aus. Stecken Sie dafür einen Finger (jeweils den, der von der Größe her am besten passt) in den Zwischenraum zwischen zwei Zehen und schieben Sie ihn dort langsam vor und zurück. Bei sehr kitzeligen Menschen kann dies zwar zuerst einmal einen Kitzelreiz auslösen, es hat aber auch eine sehr erotisierende Wirkung, wenn Sie den Druck geschickt dosieren.

Neue Energie für müde Beine

Wer den ganzen Tag auf den Beinen ist, wird über eine belebende Beinmassage mehr als erfreut sein. Die Beinmuskeln müssen Tag für Tag unser gesamtes Körpergewicht tragen. Gleichzeitig haben sie einen großen Einfluss darauf, wie wir auftreten und durchs Leben gehen: Wer Schmerzen oder Verkrampfungen in den Beinen hat, kann nicht die selbstbewusste, in sich ruhende Haltung einnehmen, die für eine erotische Ausstrahlung so wichtig ist.

Verwenden Sie für die Massage der Beine ausgiebig Massageöl, da die Haut in diesem Bereich oft ein wenig trockener ist. Je behaarter, desto mehr Öl ist nötig, um problemlos über die Haut gleiten zu können. Da Ihr Partner immer noch auf dem Bauch liegt, massieren Sie zunächst die Rückseite der Beine. Die Vorderseite der Oberschenkel wird später bei der Massage von Bauch und Becken noch einige zusätzliche Streicheleinheiten erhalten.

Behalten Sie Ihre Position zu Füßen Ihres Partners, verteilen Sie reichlich Massageöl zwischen Ihren Händen und beginnen Sie die Beinmassage, indem Sie ihn vom Knöchel bis zum Oberschenkel in sanften, langen Strichen einölen. Dabei müssen Sie eventuell zwischendurch noch Öl nachgießen.

Die Beine vertragen besonders viel Öl.

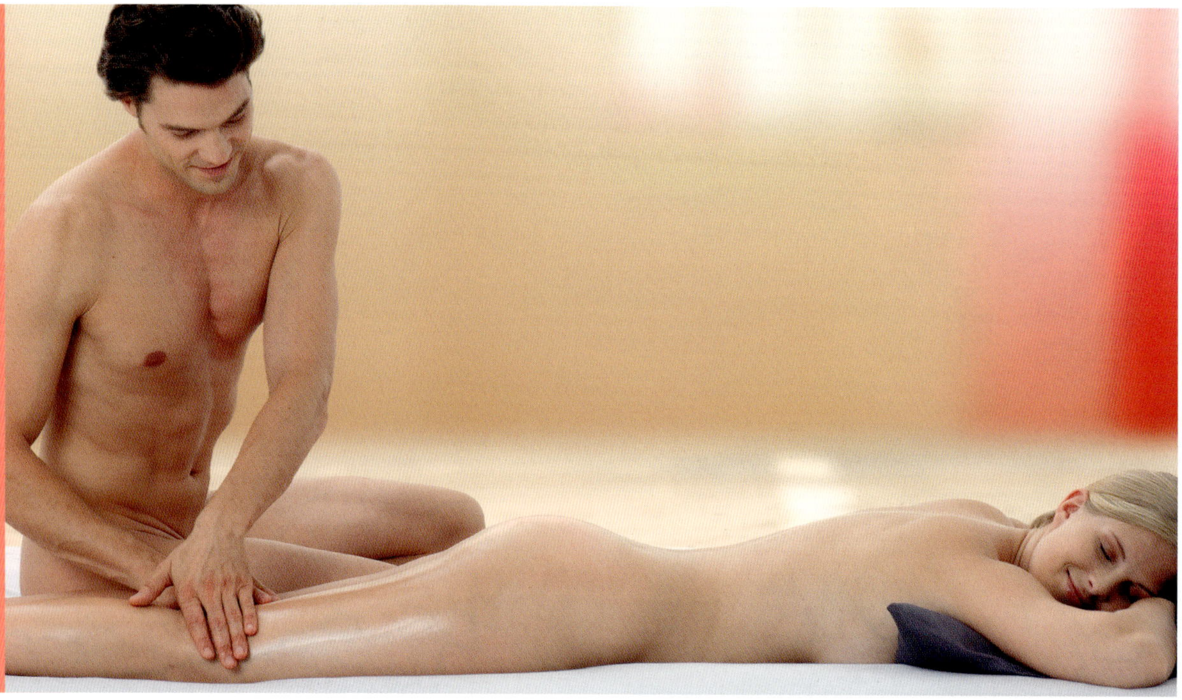

Darauf sollten Sie achten

Bei Venenproblemen, Krampfadern und auch Besenreisern sollten Sie auf alle knetenden Massagegriffe ebenso verzichten wie auf starken Druck. Klassische Massagetechniken sind in den betroffenen Bereichen dann nicht angesagt. Stattdessen streicheln Sie zärtlich mehrmals von unten nach oben, um auch Ober- und Unterschenkel in die sanfte Behandlung miteinzubeziehen.

Die Beine ausstreichen

- Am schönsten ist es, wenn Ihr Partner die Beine leicht spreizt, sodass Sie zwischen seinen Füßen knien und beide Beine gleichzeitig einölen können.
- Legen Sie Ihre Hände um seine Fußknöchel und streichen Sie in einer einzigen, lang gezogenen Bewegung über seine Waden, die Kniekehlen und die Oberschenkel bis dicht unter den Po. Dort lassen Sie Ihre Hände zur Außenseite der Beine gleiten und folgen sanft streichelnd deren Konturen, bis Sie wieder am Knöchel angelangt sind.
- Wiederholen Sie diese Bewegung einige Male und streichen Sie dabei mal etwas weiter innen und mal etwas weiter außen am Bein entlang, um die Massage so weit wie möglich auszudehnen. Variieren Sie den Druck, indem Sie Ihr Körpergewicht auf Ihre Hände verlagern. Auf Waden und Oberschenkeln können Sie das Gewebe ruhig kräftig nach oben schieben. Am Knie sollten Sie dagegen immer wenig Druck ausüben! Wenn Sie möchten, können Sie das Streichen mit knetenden Handbewegungen verbinden und so die Muskeln gleich etwas intensiver massieren.

Müdigkeit ade!

- Knien oder setzen Sie sich nun seitlich neben die Beine Ihres Partners, damit Sie jedes Bein einzeln bearbeiten können. Entweder massieren Sie zuerst das eine und im Anschluss das andere Bein oder Sie führen die verschiedenen Abschnitte stückweise jeweils erst am einen und dann am anderen Bein durch.

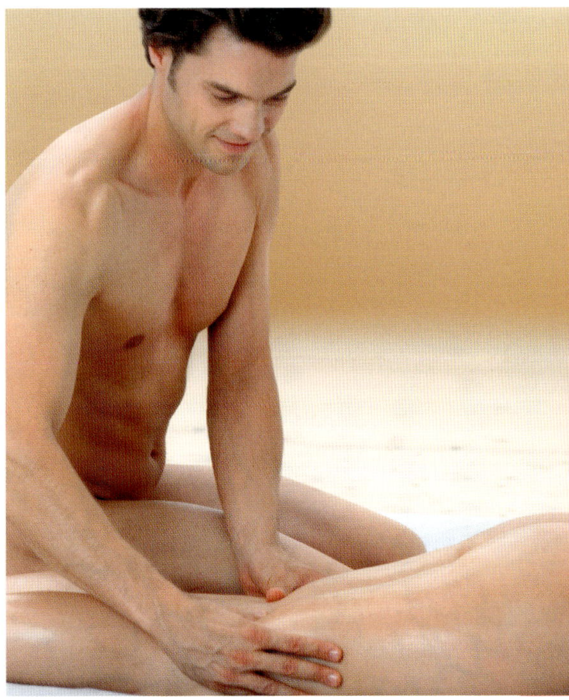

Die Kniekehlen sehr vorsichtig behandeln!

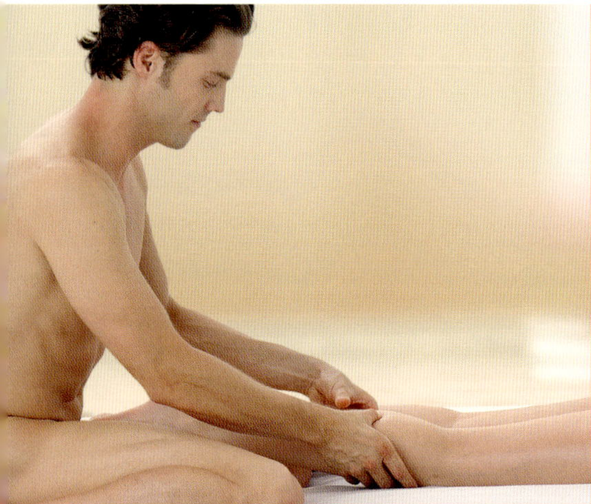

links:
Mit den Daumen über die Waden rollen

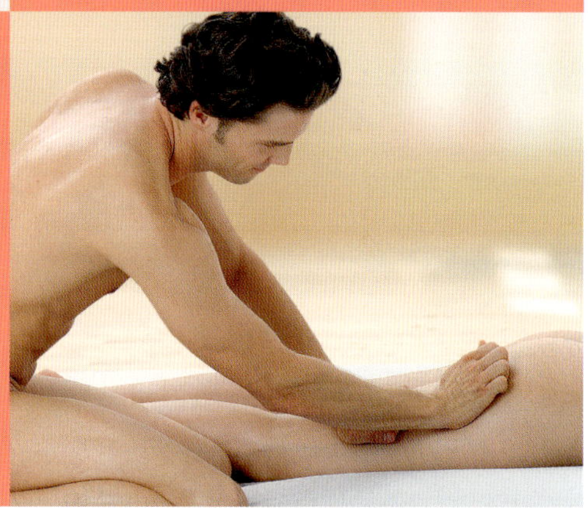

rechts:
Die Handballen massieren den Oberschenkel.

Beginnen Sie die Massage wieder am Knöchel und massieren Sie nach oben bis dicht unter den Po. Um den Kreislauf anzuregen und die Müdigkeit aus den Beinen zu vertreiben, bearbeiten Sie zunächst mit Daumenrollen die Wadenmuskeln. Setzen Sie dafür Ihre Daumenkuppen abwechselnd immer etwas weiter oben an und schieben Sie Haut und Muskeln ein Stück nach oben, sodass Sie in vielen kleinen Schritten schließlich den Beginn der Kniekehle erreichen. Beschreiben Sie auf diese Weise mehrere gerade Bahnen von unten nach oben auf der Wade, erst an ihrer Außenseite, dann immer etwas weiter innen.

Die Kniekehle selbst massieren Sie nur mit sehr wenig Druck und einigen längeren, streichenden Bewegungen. Dieser Bereich ist sehr sensibel, und seine Massage kann eine zusätzliche erotisierende Wirkung haben.

Danach setzen Sie die Massage am Oberschenkel fort. Dort können Sie auch mit den Handballen walken. Massieren Sie jeweils von unten nach oben zuerst die Außenseite des Oberschenkels, dann seine Rückseite und schließlich so viel von der Innenseite, wie Sie erreichen können und wie es Ihrem Partner angenehm ist.

Entspannung und Energie

Setzen Sie sich nun im Schneidersitz neben den Unterschenkel Ihres Partners und strecken Sie das Bein aus, das seinen Füßen zugewandt ist, sodass Sie seinen Knöchel darauf ablegen können. So können Sie hervorragend seinen Unterschenkel massieren. Legen Sie Ihre Hände dafür leicht versetzt nebeneinander dicht unterhalb des Knies auf den Wadenmuskel. Während Sie eine Hand zu sich ziehen, schieben Sie gleichzeitig mit der anderen in die entgegengesetzte Richtung. Durch die gegenläufige Bewegung werden die Muskeln gelockert und entspannt. Massieren Sie auf diese Weise nicht nur die Rückseite des Unterschenkels, sondern reichen Sie so weit wie möglich um das Bein herum.

Schnelle Energiemassage

Um die Beine mit neuer Energie aufzuladen, können Sie sie nun noch vom Fußgelenk bis zum Oberschenkel schnell und leicht mit Hacken, Klopfen oder Kneifen massieren. Achten Sie bei diesen schnellen Bewegungen aber zumindest bei den ersten Massagesitzungen mit Ihrem Partner darauf, nicht zu nahe an den sensiblen Intimbereich heranzukommen, da Sie sonst unbeabsichtigt schreckhafte Reflexe auslösen könnten, die die vorherige Entspannung wieder zunichte machen.

Viele Menschen empfinden vor allem die Massage der Oberschenkel als sehr erotisierend. Wenn Ihr Partner die Beinmassage genießt, können Sie sie daher ruhig auch etwas länger ausdehnen.

rechts:
Die Oberschenkel klopfen oder kneifen.

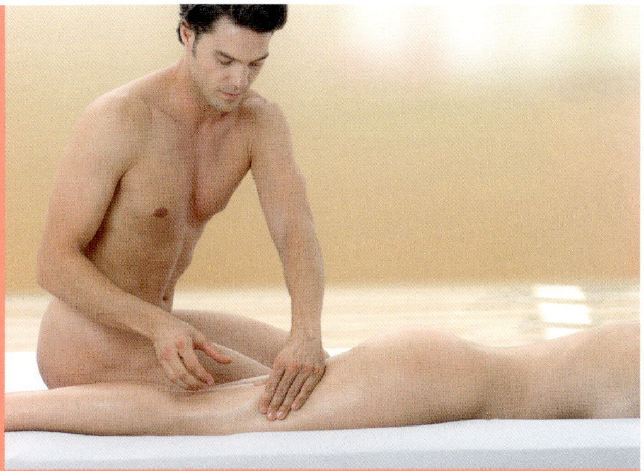

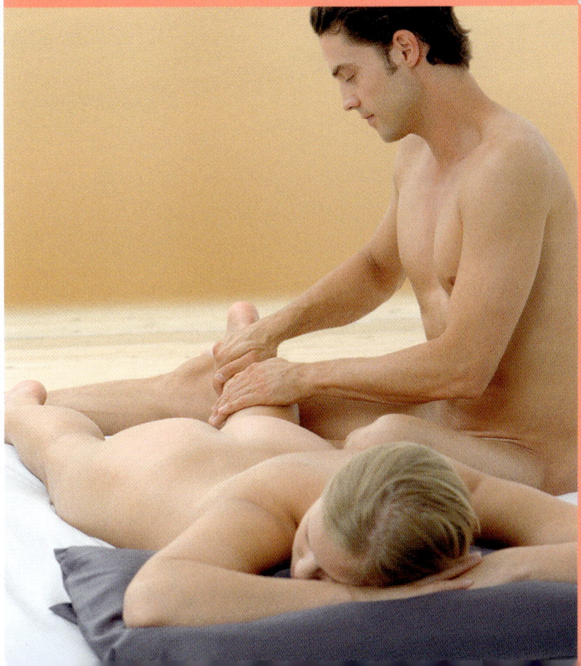

links:
Die Waden mit Gegendrehbewegungen massieren

Der Po – so verwöhnen Sie die größte erogene Zone

Kein Bereich unseres Körpers bietet sich bei der Massage so sehr zum Kneten, Kneifen oder Drücken an wie der Po mit seinen großen Muskeln. Und zugleich gibt es kaum eine andere Körperregion, wo eine zärtliche Massage derart angenehme Empfindungen auslösen kann.

Knien Sie sich neben den Po oder über die Beine Ihres Partners. Erwärmen Sie etwas Öl in Ihren Handflächen und verteilen Sie es mit einigen kreisenden Bewegungen auf dem Gesäß. Lassen Sie diese Bewegung gleich in eine kreisende Massage mit der flachen Hand übergehen, mit der Sie die Haut und die darunterliegenden Muskeln gut aufwärmen.

Im Anschluss daran kneten Sie mit beiden Händen zuerst über die eine, dann über die andere Pobacke, bis Sie alle Bereich massiert haben. Je fülliger der Po ist, desto kräftiger dürfen Sie dabei zupacken. Kräftige Berührungen werden am Gesäß meist als angenehm empfunden – doch achten Sie einfach auf die Reaktionen Ihres Partners. Gerade nach einem Sitzmarathon im Büro tut es richtig gut, wenn die Durchblutung der Gesäßmuskeln durch eine kräftige Massage wieder in Schwung gebracht wird.

Mit flachen Händen über den Po kreisen

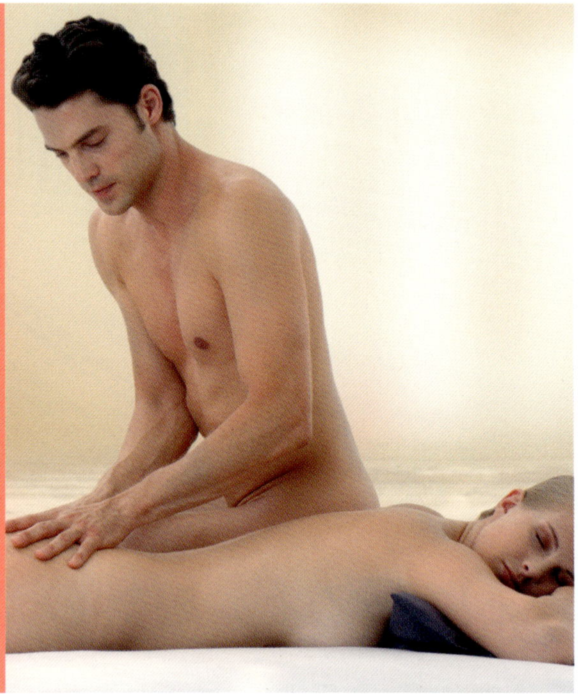

Gerne auch mal etwas kräftiger

Diesen Effekt können Sie noch verstärken, indem Sie die Pobacken mit Ihren Fingerknöcheln walken. Ballen Sie dafür die Hände leicht zu Fäusten und massieren Sie gleichzeitig mit jeder Hand eine Pobacke. Beginnen Sie am Ansatz des Oberschenkels und walken Sie in mehreren Bahnen von unten nach oben den fleischigen Teil des Pos. Fragen Sie Ihren Partner ruhig, wie stark Sie dabei drücken dürfen und sollen – oft wird in diesem Bereich mehr Druck gewünscht, als man vermuten würde.

Nachdem Sie auf diese Weise großflächig die Gesäßmuskeln gelockert haben, kommt nun die Feinarbeit. Dafür massieren Sie mit den Daumenballen Stück für Stück den gesamten Po und vor allem die knochigeren Bereiche des Hüftbeins, die Sie beim Walken ausgespart haben. Folgen Sie dabei mit Ihren Daumen vorsichtig den Konturen der Kno-

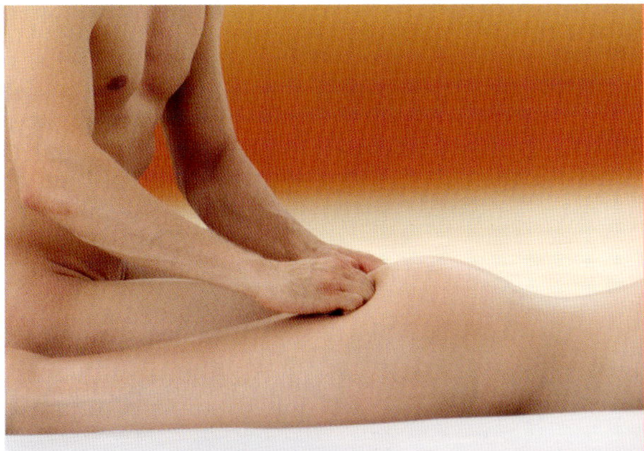

links:
Mit den Fingerknöcheln den Po walken

rechts:
Lenden und Po im Zickzack massieren

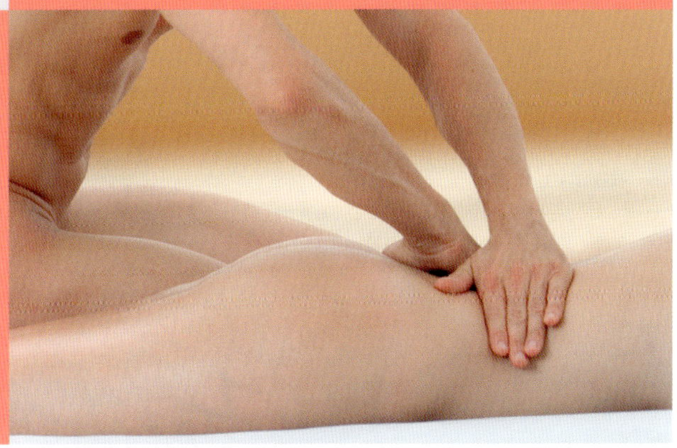

chen und massieren Sie mit sanftem Druck an deren Rändern entlang, wo oft besonders sensible Punkte liegen. Dehnen Sie die Massage dabei auch auf die Körperseiten aus.

Legen Sie anschließend Ihre Hände im Lendenbereich leicht versetzt flach auf den Körper Ihres Partners, sodass die Fingerspitzen einander zugewandt sind. Dann streichen Sie im Zickzack in entgegengesetzter Richtung quer über den gesamten Po hin und her und lassen Ihre Hände dabei langsam nach unten wandern, bis Sie die Oberschenkel erreichen.

Zuletzt bekommt auch der Po noch einige ganz sanfte Streicheleinheiten: Streichen Sie locker aus dem Handgelenk ganz leicht – wie mit Katzenpfoten – nur mit den Fingerkuppen über die Haut. Die Hände streichen dabei im Wechsel und immer leicht versetzt, sodass Sie nach und nach über den gesamten unteren Rücken, Po und die obere Hälfte der Oberschenkel wandern können.

Streicheleinheiten für Brust und Busen

Nun ist es Zeit, dass Ihr Partner sich auf den Rücken dreht, damit Sie auch die Vorderseite seines Körpers massieren können. Dabei beginnen Sie mit der Massage an der Brust. In diesem Bereich sind sanfte Streicheleinheiten mit viel Fingerspitzengefühl gefragt. Trotz der anatomischen Unterschiede ist die Brustmassage bei Mann und Frau sehr ähnlich. Wenn Sie eine Frau massieren, müssen Sie an den Brüsten selbst jedoch besonders einfühlsam vorgehen und Ihre Partnerin notfalls fragen, wie zärtlich oder fest sie in diesem Bereich berührt werden möchte.

- Lassen Sie sich oberhalb des Kopfes Ihres Partners nieder, sodass Sie seine Brust von oben her gut erreichen können. Dann gießen Sie etwas Massageöl in Ihre Hand, verteilen Sie es zwischen Ihren Handflächen und tragen Sie es mit sanftem Streichen von den Schultern in Richtung Bauch auf. Lassen Sie Ihre Hände dabei entspannt den Konturen des Körpers folgen und zärtliche Kreise um die Brüste und Brustwarzen beschreiben.

Die Brust ausstreichen

- Setzen Sie Ihre Hände nun auf den Schulterblättern Ihres Partners an und lassen Sie sie an den Seiten des Brustkorbs nach unten gleiten. An seinem unteren Ende streichen Sie zur Mitte des Körpers, wo sich Ihre Hände treffen, und entlang des Brustbeins wieder nach oben zu den Schulterblättern. Wiederholen Sie diese kreisende Bewegung einige Male, um Ihren Partner auf die Brustmassage einzustimmen.
- Dann legen Sie Ihre Hände dicht neben den Achseln auf die Brustmuskeln. Ihre Finger zeigen dabei zur Achsel. Vor allem bei Männern mit ausgeprägter Brustmuskulatur können Sie nun deutlich den Brustmuskel unter Ihren Händen fühlen. Kneten Sie ihn sanft einige Male zwischen Ihren Fingern und Handballen und streichen Sie ihn danach langsam von unten nach oben aus.
- Lassen Sie Ihre Hände im Anschluss gleich auf den Schultern liegen, sodass Sie mit Ihren Daumenkuppen den Bereich um die Schlüsselbeine und das Schultergelenk massieren können. Folgen Sie den Konturen der Knochen und drücken Sie sanft das sie umgebende Gewebe. Kehle und Hals sollten dabei jedoch großzügig ausgespart werden. Viele Menschen leiden unbemerkt unter Verspannungen im Bereich des Brustkorbs, die Sie mit dieser Massage liebevoll lindern können.
- Gießen Sie nun eventuell noch etwas Massageöl nach, damit Ihre Hände gut über die Haut gleiten können, wölben Sie Ihre Hände um die untere Rundung der Brust bzw. des Brustmuskels und lassen Sie Ihre Hände sanft um die Brustwarzen kreisen.
- Gerade Frauen genießen es sehr, wenn Sie abschließend mit einer Hand in Form einer liegenden Acht um beide Brüste kreisen. Achten Sie jedoch darauf, das empfindsame Gewebe der Brüste keinesfalls zu stark zu dehnen, und passen Sie die Intensität der Berührung an die Wünsche Ihrer Partnerin an. Auch die Brustwarzen sind sehr empfänglich – Sie können sie zärtlich zwischen Daumen und Zeigefinger rollen.

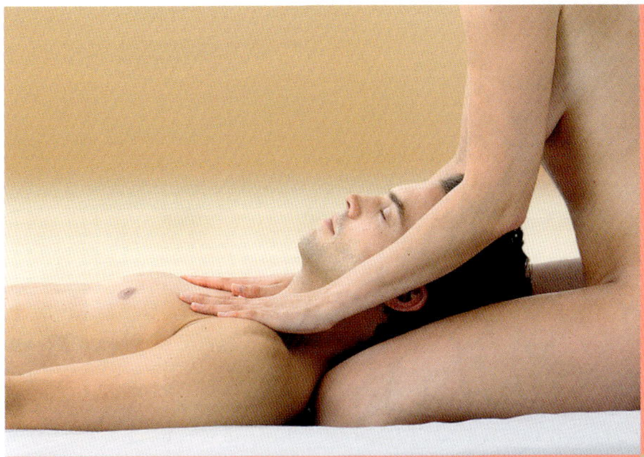

links:
Sanft über Brust und Rippen kreisen

rechts:
Mit den Daumen rund um die Schlüsselbeine kreisen

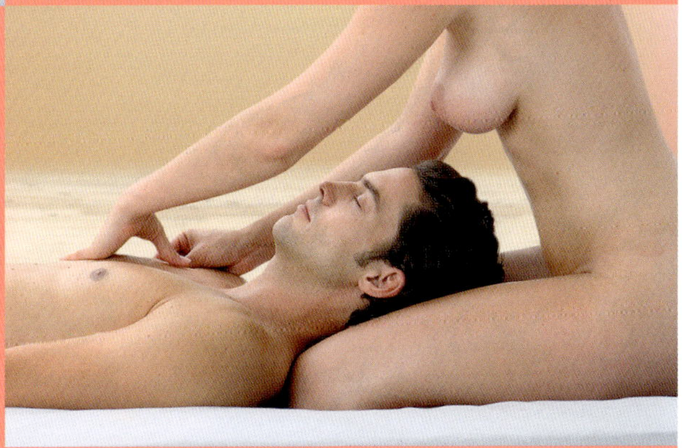

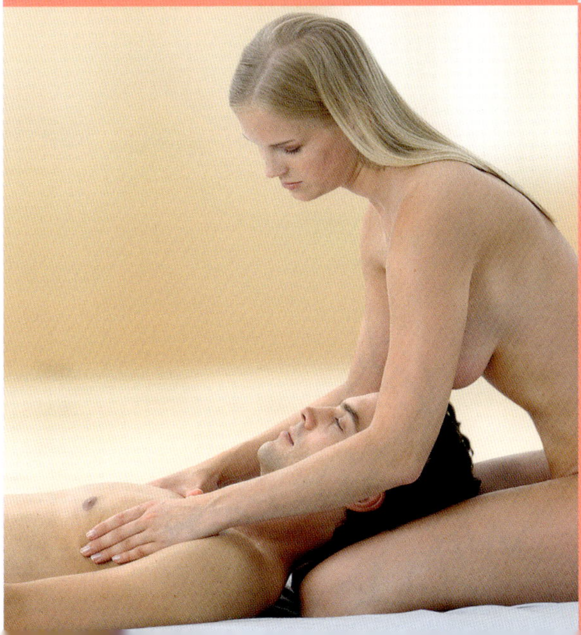

links:
Die Brustmuskeln sanft kneten

Die Wonnen der Gesichtsmassage

Die Gesichtsmassage empfinden viele Menschen als besonders schön und entspannend. Da unser Gesicht so unglaublich wichtig für uns ist, ist es ein besonderes Geschenk, wenn wir unserem Partner hier durch sanfte Streicheleinheiten unsere volle Aufmerksamkeit schenken.
Nirgendwo sonst in unserem Körper arbeiten so viele kleine Muskeln zusammen, um unseren Emotionen Ausdruck zu verleihen. Im Gesicht wird es besonders schnell deutlich, wenn wir verkrampft oder verspannt sind. Und im Lauf der Jahre hinterlässt die ständige Anspannung mancher Muskeln deutliche Spuren: Fröhliches Lachen, Stirnrunzeln, aber auch resigniert herabhängende Mundwinkel sorgen für jene Falten und Fältchen, die unserem Gesicht seinen charakteristischen Ausdruck verleihen.

Entspannt und losgelöst

Mit der Gesichtsmassage können Sie die Züge Ihres Partners von allen Spannungen befreien. Während der Massage werden Sie beobachten können, wie der Ausdruck seines Gesichtes weicher und harmonischer wird. Die Gesichtszüge werden schnell gelöster und das Gesicht gewinnt an Ausstrahlung. Das Gefühl der Entspannung, die durch die Gesichtsmassage entsteht, breitet sich dann im gesamten Körper aus.

Für die Gesichtsmassage können Sie Ihre Position oberhalb des Kopfes Ihres Partners beibehalten, da Sie so das Gesicht am besten erreichen. Die meisten Menschen schließen automatisch die Augen, wenn ihr Gesicht massiert wird. Verteilen Sie so wenig Öl oder Creme wie möglich zwischen Ihren Fingern und streichen Sie damit zart von der Mitte der Stirn bis zu den Schläfen, über die Augenbrauen, über die Wangen und vom Kinn bis zu den Ohren.

rechts:
Die Fingerkuppen massieren Stirn und Schläfen in kleinen Kreisen.

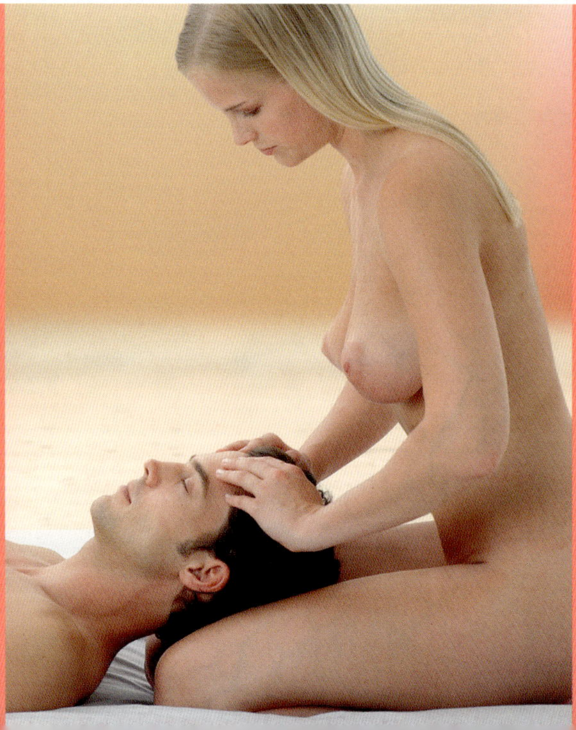

rechts:
Lassen Sie zwischendurch einfach nur die Wärme Ihrer Handflächen wirken.

Wohlige Wärme schenken

Legen Sie danach Ihre Hände um die Wangen Ihres Partners, sodass sich Ihre Fingerspitzen am Kinn treffen, und lassen Sie ihn einige Momente lang die wohlige Wärme Ihrer Handflächen genießen.

Dann wechseln Sie die Position Ihrer Hände und legen Sie so auf die Stirn, dass die Fingerspitzen zu den Ohren weisen und die abgespreizten Daumen nebeneinander zwischen den Augenbrauen ruhen. Lassen Sie auch hier die Wärme Ihrer Hände kurz auf das Gesicht Ihres Partners einwirken.

Die Stirn glätten

Massieren Sie nun zuerst die Stirn Ihres Partners mit Ihren Daumenkuppen. Dafür gleiten Ihre Hände nur ein kleines Stück nach oben, damit Sie mehr Bewegungsfreiheit für die Daumen haben. Streichen Sie dann die Stirn mehrere Male mit den Daumen von der Mitte zu den Schläfen hin aus: zuerst entlang des Haaransatzes, dann immer ein Stückchen tiefer, bis Sie die Augenbrauen erreichen.

Zuletzt streichen Sie mit den Daumenspitzen von der Nasenwurzel zuerst nach oben und danach etwa einen Finger breit oberhalb der Augenbrauen nach außen zu den Schläfen.

Entspannte Augen

Drehen Sie jetzt Ihre Hände, sodass die Fingerspitzen zueinander zeigen, streichen Sie einmal sanft von der Mitte der Stirn zu den Schläfen und massieren Sie schließlich die Schläfen mit zarten, kreisenden Bewegungen.

Anschließend bitten Sie Ihren Partner, seine Augen geschlossen zu halten, und streicheln Sie mit Ihren Zeigefingerkuppen ohne jeden Druck über die Lider und die Ränder der Augenhöhlen.

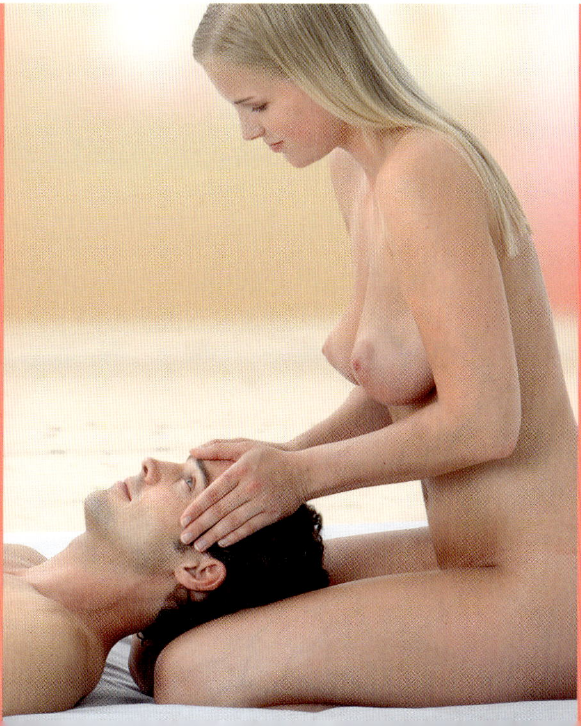

rechts:
Die geschlossenen Augen immer sanft und ohne Druck ausstreichen!

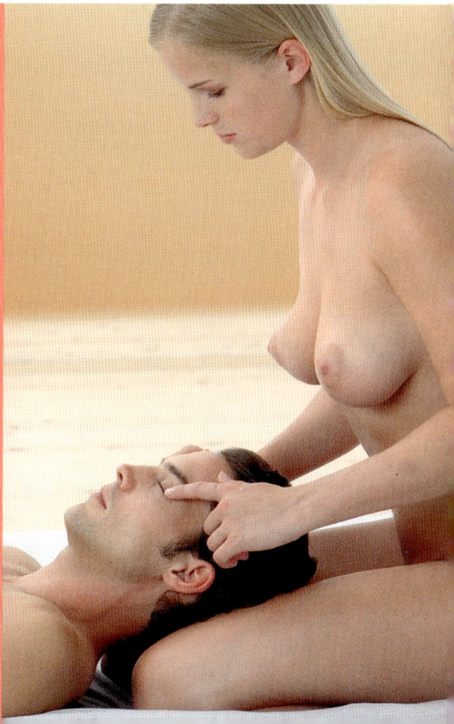

Vorsicht!

Da die Haut im Gesicht besonders sensibel reagiert, sollten Sie in diesem Bereich nur ein besonders gut verträgliches Basisöl verwenden. Viele ätherische Öle können bei empfindlichen Personen die Gesichtshaut irritieren oder sogar allergische Reaktionen auslösen. Verwenden Sie daher einfach nur Ihr Lieblingsbasisöl ohne jeden Zusatz. Auch eine reichhaltige Gesichtscreme kann alternativ dazu für die Gesichtsmassage verwendet werden.

Decken Sie danach die Augenhöhlen für einen Moment mit Ihren geschlossenen Fingern zu, sodass Ihr Partner in völlige Dunkelheit gehüllt ist.

Die Wangen liebkosen

Von den Augen lassen Sie Ihre Finger nach unten über die Wangenknochen und dann nach außen gleiten, bis sie unterhalb des Kiefers ruhen. Dann streichen Sie sanft mit Ihren Daumenkuppen vom Nasenrücken über die Wangen nach außen, zuerst dicht unter den Augen entlang der Wangenknochen, dann immer ein Stück tiefer, bis Sie von den Nasenflügeln aus bis zu den Kiefergelenken streichen.

Im Anschluss massieren Sie mit den Fingerspitzen in zärtlichen, kreisenden Bewegungen die Wangen.

Den Kiefer lockern

Seelische Spannungen machen sich oft im Bereich des Kiefers bemerkbar: Wer oft die Zähne zusammenbeißen muss, entwickelt unangenehme Verspannungen in diesem Bereich.

rechts:
Streichen Sie vom Kiefer zu den Ohren. Danach massieren Sie die Kiefermuskeln.

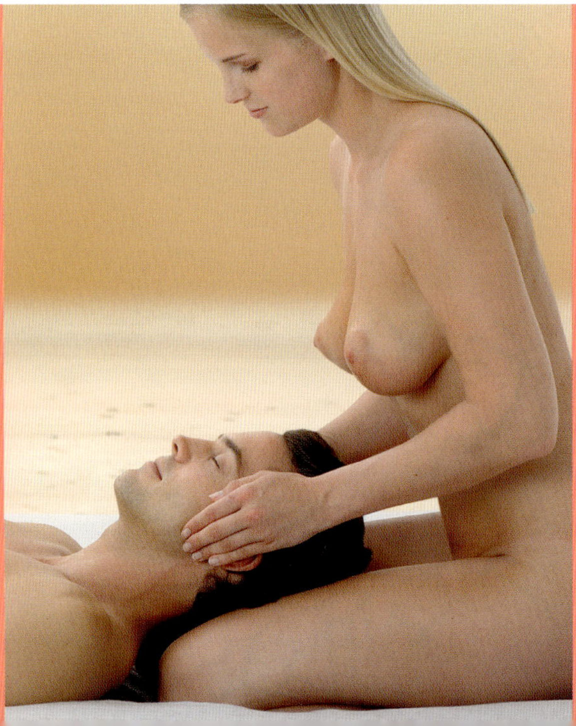

rechts:
Massieren Sie die Ohren, die Sie beidseits jeweils zwischen Zeige- und Mittelfingern halten.

Um sie zu lockern, streichen Sie den Bereich als Erstes aus. Legen Sie dafür Ihre Fingerspitzen am Kinn zusammen und streichen Sie mehrere Male entlang des Kiefers bis zu den Ohren. Anschließend massieren Sie mit sanftem Druck mit den Fingerspitzen in kleinen Kreisen entlang der Kieferknochen und besonders ausgiebig im Bereich der Kiefergelenke.

Eine kleine Ohrmassage

Die Ohren gehören zu den feinfühligsten Körperzonen, die auch sehr empfänglich für erotische Reize sind. Streichen Sie mit dem Zeigefinger zärtlich einige Male in der Rinne hinter dem Ohr auf und ab. Hier liegen auch wichtige Reflexzonen. Drücken Sie einige Punkte in der Ohrmuschel einige Sekunden lang mit der Fingerkuppe und lassen Sie sich dabei von Ihrer Intuition leiten.

Danach nehmen Sie die Ohrmuscheln zwischen Zeige- und Mittelfinger und streichen Sie sanft aus, indem Sie Ihre Finger von innen nach außen darübergleiten lassen.

Zärtliche Lippen

Zuletzt streichen Sie sanft die Lippen aus. Legen Sie Ihre Daumen zwischen Oberlippe und Nase zusammen und lassen Sie sie mehrere Male bis zu den Mundwinkeln gleiten. Danach legen Sie die Daumen unterhalb der Unterlippe zusammen und streichen auf die gleiche Weise von dort bis zu den Mundwinkeln.

Wenn Sie möchten, können Sie die Gesichtsmassage mit einem sanften Kuss abschließen (oder mehreren ...). Ein weiterer schöner Abschluss: Reiben Sie die Lippen Ihres Partners einfach sanft mit etwas Honig ein.

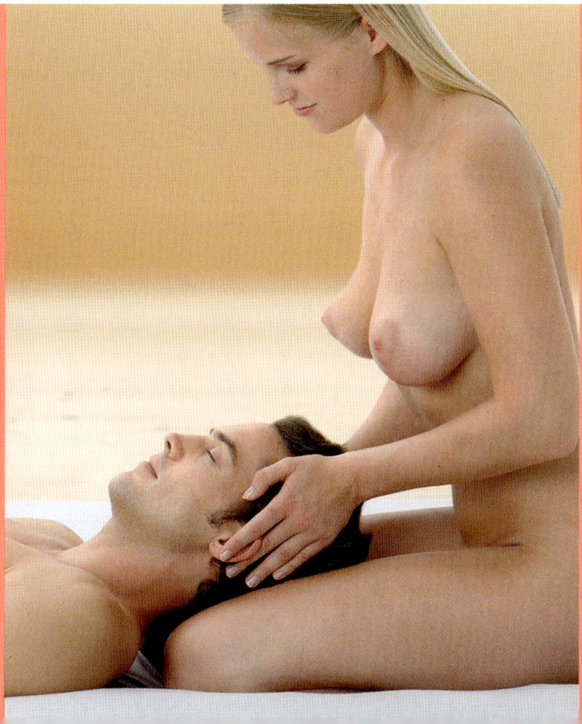

rechts:
Streichen Sie mit den Daumenkuppen von der Mitte der Lippen nach außen.

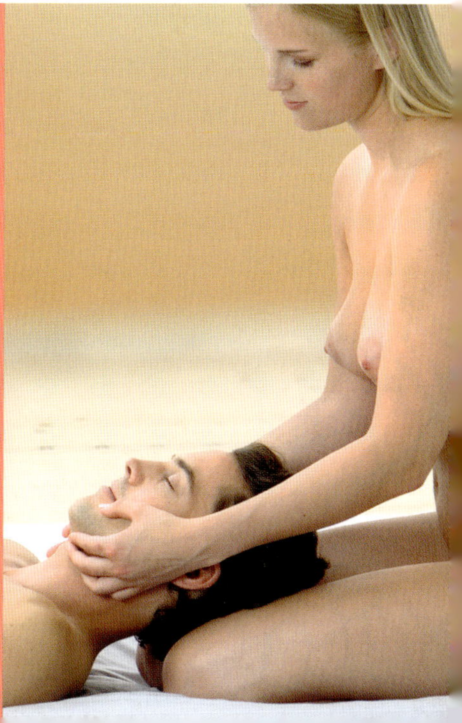

TIPP

Wenn Sie Ihre Hände auf dem Bauch Ihres Partners kreisen lassen, sollte dies immer im Uhrzeigersinn geschehen, da auch der Dickdarm so verläuft. Auf diese Weise sorgt das Bauchkreisen erst recht für wohlige Entspannung im gesamten Bauchraum.

Die Kraft in Bauch und Becken wecken

Bauch und Becken sind das Zentrum unseres Körpers, in dem sich unsere sexuelle Energie sammelt, daher sind sie für die erotische Partnermassage besonders wichtig. Dieser Bereich ist sehr empfindsam: Hier drücken sich Lust, Vitalität aber auch viele unterdrückte Gefühle aus. Legen Sie Ihrem Partner während der Massage ein Kissen unter die Kniekehlen, da Bauch und Becken dann entspannter liegen.

Weil der Bauch so empfindlich und verletzlich ist, ist es ein Zeichen von großem Vertrauen, wenn Ihr Partner sich von Ihnen massieren lässt. Auch durch die Nähe zum Intimbereich dulden wir an Bauch und Becken nur die Berührung vertrauter Menschen. Möglicherweise wird Ihr Partner vor allem bei den ersten Bauchmassagen noch etwas angespannt sein. Vielleicht weiß er noch nicht so genau, wie er mit den dabei entstehenden intensiven Empfindungen umgehen soll. Wenn Sie einfühlsam vorgehen, wird sein Vertrauen in Ihre liebevollen Berührungen jedoch von Mal zu Mal wachsen, sodass die Bauchmassage zu einem besonders intensiven Erlebnis für Sie beide werden kann.

Ein Ölbad für den Nabel

Bei der Bauchmassage können Sie das Massageöl auf eine ganz besondere Weise auftragen. Wärmen Sie dafür das Öl in einem kleinen Fläschchen im Wasserbad leicht an. Setzen oder knien Sie sich neben den Bauch Ihres Partners, sodass Sie seinen

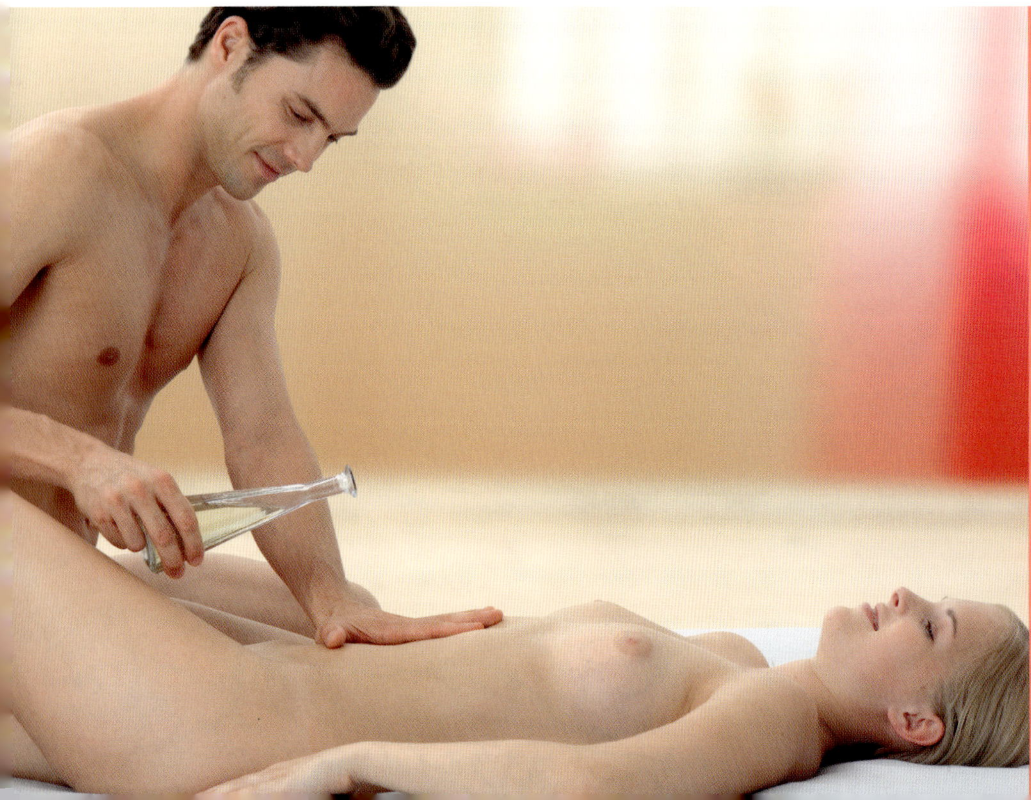

links:
Wärmen Sie das Öl vor der Bauchmassage in einem Wasserbad immer etwas an.

Bauch gut massieren können. Streichen Sie mit einer Hand sanft ein paar Mal im Uhrzeigersinn um den Bauchnabel und lassen Sie sie dann so auf dem Bauch ruhen, dass der Bauchnabel zwischen Ihrem Daumen und den übrigen Fingern hervorschaut.

Nun gießen Sie langsam das angewärmte Öl in den Bauchnabel, sodass ein kleiner Teich entsteht. Je nach Form des Nabels ist dafür mal mehr, mal weniger Öl nötig.

Lassen Sie Ihren Partner einen Moment lang das wohlige Gefühl der Wärme genießen, das sich vom Nabel aus in seinem Bauch ausbreitet. Dann verstreichen Sie das Öl mit der auf dem Bauch liegenden Hand in immer größer werdenden Kreisen im Uhrzeigersinn auf Bauch und Becken. Führen Sie dazu langsame Bewegungen mit wenig Druck durch.

Doppeltes Bauchkreisen

Nehmen Sie nun Ihre andere Hand dazu und streichen Sie mit beiden Händen gleichzeitig auf einer gemeinsamen Kreisbahn im Uhrzeigersinn über die Bauchdecke. Die Hände liegen dabei auf den entgegengesetzten Seiten dieses Kreises, daher müssen Sie eine Hand jeweils kurz vom Bauch abheben und über Ihren Arm führen.

Die Taille kneten

Die Taille ist bei vielen Menschen kitzelig, was ein deutlicher Hinweis auf ihre Sensibilität ist. Wenn Sie diesen Bereich massieren, müssen Sie den Druck gut anpassen: nicht zu fest, aber auch nicht zu sanft, damit Sie Ihren Partner nicht versehentlich kitzeln.

rechts:
Beschreiben Sie mit beiden Händen im Uhrzeigersinn große Kreise um den Nabel.

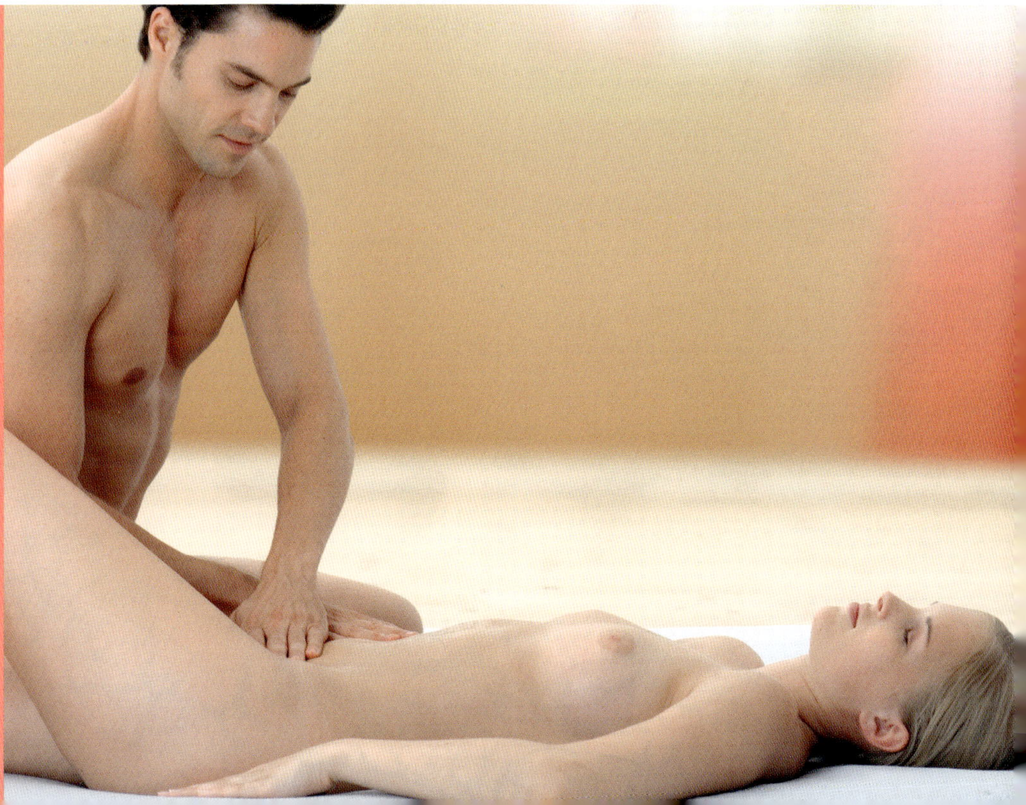

Legen Sie Ihre Hände nebeneinander auf Taillenhöhe um die Ihnen abgewandte Seite Ihres Partners und kneten Sie sie sanft zwischen Ihren Daumen und Fingern. Lassen Sie dabei Ihre Hände von oben nach unten wandern, bis Sie an der Hüfte angelangt sind, und wieder zurück. Dann wechseln Sie auf die andere Seite Ihres Partners und massieren auf die gleiche Weise die andere Seite.

Die Oberschenkel massieren

Nachdem Sie die Taille Ihres Partners geknetet haben, dehnen Sie die Massage weiter bis auf die Oberschenkel aus. Oberschenkel, Becken und Bauch bilden eine erotische Einheit, bei deren Massage sich viel sexuelle Energie aufbauen kann. Kneten Sie daher von der Hüfte an abwärts bis dicht über dem Knie die Außenseite des Oberschenkels und wiederholen Sie dies auch am anderen Bein.

Dann knien Sie sich etwa auf Kniehöhe neben Ihren Partner. Wenn Sie und Ihr Partner das möchten, können Sie sich auch über seine Beine knien oder zwischen seinen leicht gespreizten Beinen Platz nehmen. Legen Sie Ihre Handflächen dicht über dem Knie so auf seine Schenkel, dass die Daumen nach innen und die Finger nach außen weisen.

Nun verlagern Sie Ihr Körpergewicht leicht auf Ihre Hände, um Druck auszuüben, und streichen Sie gerade über den Oberschenkel nach oben. Wiederholen Sie diese Bewegung einige Male, und verlagern Sie sie dabei mal etwas weiter nach innen und

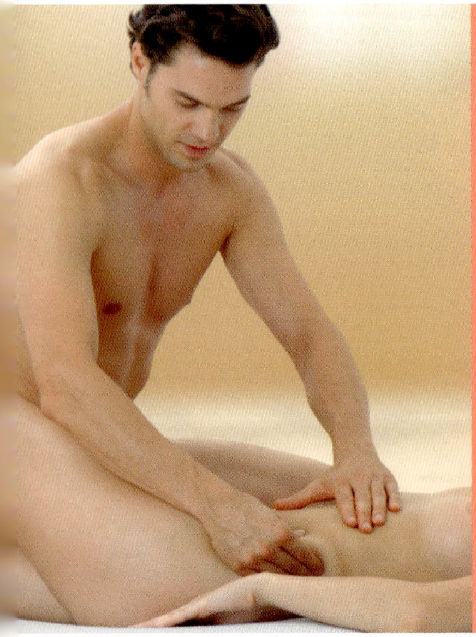

links:
Kneten Sie die Taille Ihres Partners sanft zwischen Daumen und Zeigefingern.

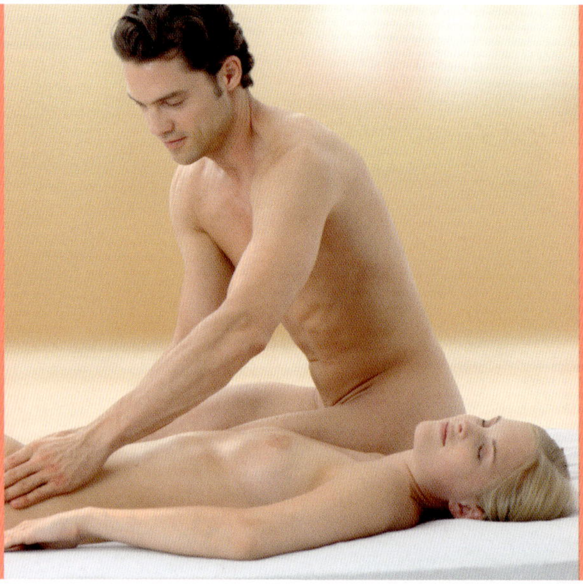

mal etwas weiter nach außen. Sie können sie dabei auch mit einigen knetenden Bewegungen variieren oder die Hände sanft vibrieren lassen.

Sinnlichkeit und Genuss

Viele Menschen finden es sehr erregend, wenn Ihre Schenkel massiert werden. Falls Ihr Partner darauf mit Anspannung reagiert, fordern Sie ihn liebevoll auf, seine Empfindungen zu genießen und sich völlig auf Ihre sinnlichen Berührungen einzulassen. Es liegt dabei ganz in Ihrer Hand, wie weit Sie bei der Massage gehen wollen. Ihr Partner wird Ihnen sicher signalisieren, ob er Lust hat, den sinnlich-erregten Zustand ausgiebig auszukosten. Gerade Frauen genießen hauchzarte Berührungen im inneren Bereich der Oberschenkel jedoch meist sehr.

Becken und Bauch verbinden

Rücken Sie nun wieder ein Stück nach oben, sodass Sie bequem den Bauch erreichen können. Legen Sie Ihre Hände unterhalb des Beckens auf die Oberschenkelaußenseiten Ihres Partners. Lassen Sie die Hände dort einige Sekunden lang ruhig liegen.

Streichen Sie dann langsam über die Hüften nach oben, bis Sie die Taille erreichen. Lassen Sie Ihre Hände federleicht an der Körperaußenseite zum Ausgangspunkt zurückgleiten und streichen Sie diesmal etwas weiter innen über Oberschenkel, Hüften und Bauch bis auf Taillenhöhe. Dort gleiten Ihre Hände wieder zur Körperaußenseite und zurück zum Oberschenkel. Verbinden Sie auf diese Weise in vielen zarten Bahnen Schenkel, Becken und Bauch zu einer wohligen, sinnlichen Einheit.

links:
Setzen Sie Ihr Körpergewicht ein, um Hüften und Oberschenkel zu massieren.

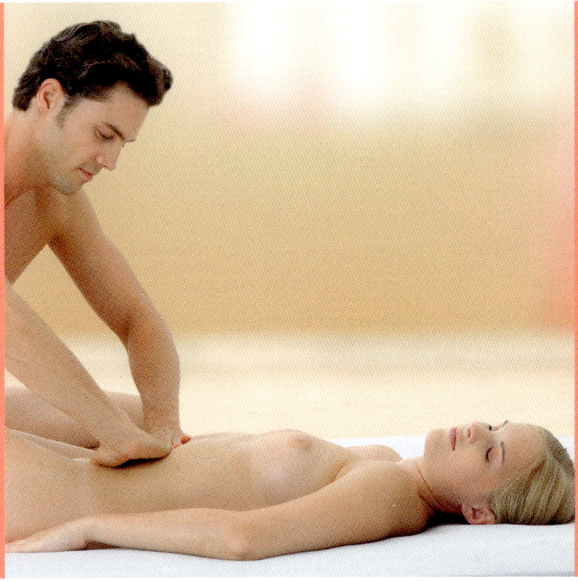

links:
Lassen Sie die Hände mehrmals über Bauch, Becken und Schenkel gleiten.

Zum Ausklang

Lassen Sie Ihrer Lust freien Lauf – ob beim Massieren oder danach.

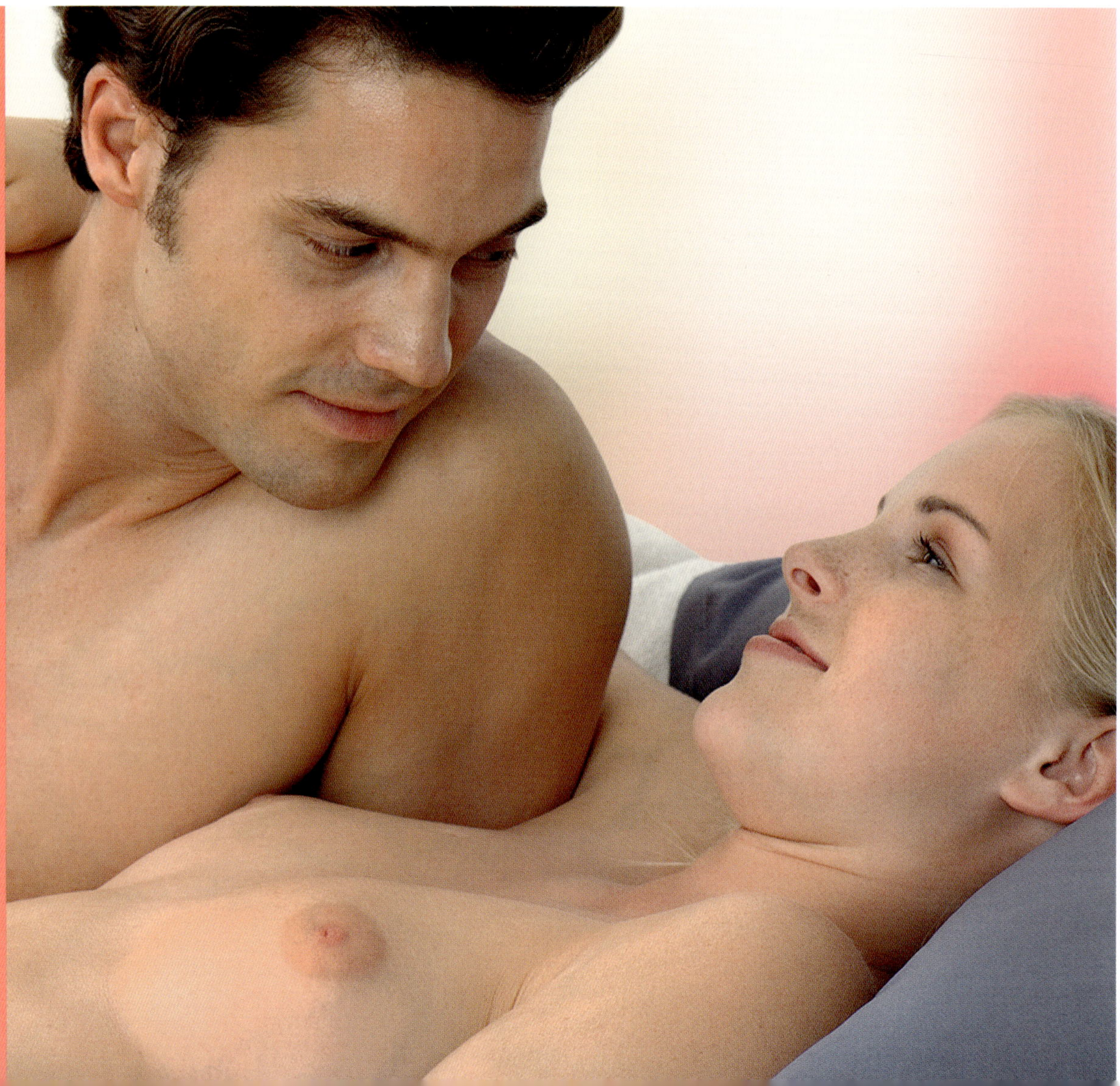

Eine erotische Partnermassage kann der Auftakt zu leidenschaftlichem Sex sein, muss es aber nicht. Wenn Sie und Ihr Partner durch die sinnlichen Berührungen so erregt werden, dass Sie einfach Lust auf Sex haben, sollten Sie Ihrer Lust natürlich ruhig nachgeben und sie als Höhepunkt Ihrer sinnlichen Massagesitzung genießen.

Wenn Sie Ihre Streicheleinheiten im Intimbereich fortsetzen wollen, so verwenden Sie hier bitte dazu keine ätherischen Öle! Die Schleimhäute von Penis oder Vagina reagieren schnell gereizt. Ein mildes Basisöl, wie beispielsweise Mandelöl, ist hier die beste Wahl.

Die erotische Massage ist viel mehr als nur ein ausgedehntes Vorspiel. Nähe, Sinnlichkeit und Zärtlichkeit erfahren eine neue Dimension, die nicht zwangsläufig im sexuellen Akt enden muss. Die Erfahrung, sich selbst und seinen Liebsten intensiv spüren zu lernen, führt aber oftmals dazu, dass auch die Sexualität bereichert wird. Dies gilt umso mehr, wenn die Massage meditativ und in einer Atmosphäre der Ruhe und Geborgenheit durchgeführt wird.

Nehmen Sie sich nach der Massage noch etwas Zeit, um sich aneinanderzukuscheln und den Wirkungen nachzuspüren. Während und nach der Massage würden viele Worte nur ablenkend wirken. Mehr spüren, weniger denken: Indem Sie die Gedanken zur Ruhe kommen lassen, können Sie Alltagsbelastungen gemeinsam mit Ihrem Partner loslassen und sich wieder mehr auf das Wesentliche konzentrieren – Ihre tiefe Verbindung zueinander. Denken Sie bitte bei jeder erotischen Partnermassage immer daran, dass es hier nicht um eine »Pflicht«, sondern um Freude und Ekstase geht. Setzen Sie sich daher nie unter Druck – niemand zwingt Sie, länger als Sie wollen zu massieren (oder sich massieren zu lassen). Wenn Sie daher einmal wenig Zeit haben, genügt es vollkommen, eine fünfminütige Massagesession, etwa in Form einer kurzen Hand- oder Kopfmassage einzulegen – denn oft kann man sich schon in kurzer Zeit wunderbar entspannen.

Letztlich geht es ja bei allen Techniken, die Sie in diesem Buch finden, vor allem darum, die Kunst der Berührung intensiver zu erlernen und immer wieder aufs Neue Zärtlichkeit, Spannung und Abenteuerlust in Ihre Partnerschaft zu zaubern. Lassen Sie die Massage daher nie zu technisch oder gar automatisch werden, sondern folgen Sie Ihrem Bauchgefühl und experimentieren Sie nach Lust und Laune mit den beschriebenen Methoden.

Tipp

Sie können erotische Massagen vielfältig nutzen – beispielsweise einfach nur, um zu entspannen und zwischendurch Stress abzubauen oder um etwas für Ihr Körperbewusstsein zu tun. Ebenso können Sie Massagen einsetzen, um wieder bewusst mehr Zeit miteinander zu verbringen oder auch als ausgedehntes Vorspiel, in dem Sie Ihre und die sexuellen Energien Ihres Partners wecken.

Register

Autorin

Lucia A. Fischer studierte Psychologie und Ethnologie und beschäftigt sich seit Jahrzehnten mit alternativen Heilmethoden. Auf zahlreichen Reisen lernte sie die Massagetechniken verschiedener Kulturen kennen. Lucia A. Fischer ist Mutter von zwei Kindern und arbeitet derzeit als Körpertherapeutin.

Bibliographische Information der Deutschen Bibliothek

Die Deutsche Bibliothek verzeichnet diese Publikation in der Deutschen Nationalbibliographie; detaillierte bibliographische Daten sind im Internet über http://dnb.ddb.de abrufbar.

BLV Buchverlag GmbH & Co. KG
80797 München

Bildnachweis
Alle Fotos Susanne Kracke, außer:
AKG Images: S. 17; Anders, Antje: S. 84;
Mauritius: S. 54; Reusse, Michael: S. 85

Grafiken: Sandra Menke, Osnabrück

Wir danken der Firma Matratzen-Concord, Romanstraße 74, 80639 München, für die freundliche Unterstützung.

Umschlaggestaltung: Sabine Fuchs, fuchs_design, München
Umschlagfotos:
Vorderseite: Gettyimages/Patrick Meroth
Rückseite: Susanne Kracke

Lektorat: Dr. Christiane Lentz, Manuela Stern
Herstellung: Angelika Tröger
Layoutkonzept Innenteil: Sabine Fuchs, fuchs_design, München
Layout und Satz: Satz + Layout Peter Fruth, München

Gedruckt auf chlorfrei gebleichtem Papier

Printed in Italy
ISBN 978-3-8354-0289-8

Hinweis
Das vorliegende Buch wurde sorgfältig erarbeitet. Dennoch erfolgen alle Angaben ohne Gewähr. Weder Autorin noch Verlag können für eventuelle Nachteile oder Schäden, die aus den im Buch vorgestellten Informationen resultieren, eine Haftung übernehmen.

Eine kleine Auswahl aus unserem großen Programm

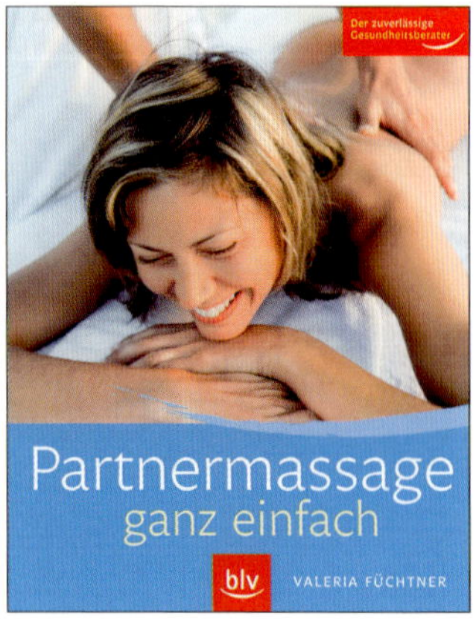

Prof. Dr. med. Michael Ludwig/
Dr. med. Cathrin Grave/Jenifer Calvi
Mit Schwung durch die Wechseljahre
Umfassend und undogmatisch: das Know-how für Frauen vor und in den Wechseljahren; Rat und Hilfe bei typischen Beschwerden; Ernährung, Sport, Schönheitspflege; mit dem neuesten Erkenntnisstand zur Hormonersatztherapie.
ISBN 978-3-8354-0252-2

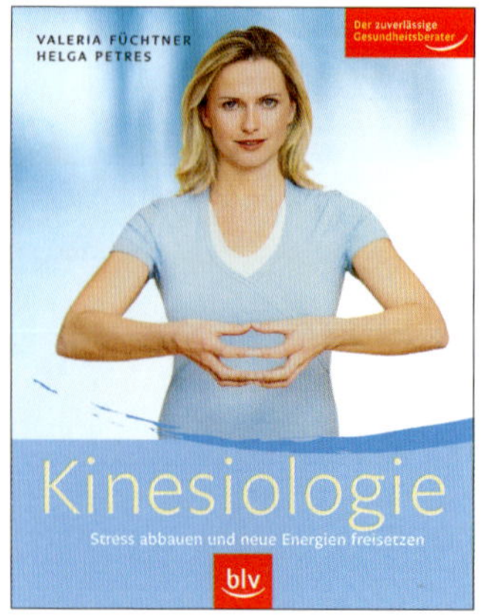

Dr. Beate Fessler
Handbuch Schwangerschaft und Geburt
Kompetent, sachlich, ehrlich – das fundierte Handbuch; Schwangerschaft im Detail: was genau in jedem der 9 Monate passiert; die werdende Mutter: Ernährung, Körper und Seele, Partnerschaft; Geburt, Wochenbett, Stillen, die erste Zeit zu Hause, Beruf.
ISBN 978-3-405-16929-9

Valeria Füchtner
Partnermassage ganz einfach
Grundlegende Grifftechniken: Tuina, Akupressur, Shiatsu, Reflexzonenmassage, klassische schwedische Massage; Ganzkörpermassagen; heilende Massagen bei speziellen Beschwerden – von Asthma bis Schlafstörungen; Wohlfühl-Massagen für Schönheit und Entspannung.
ISBN 978-3-8354-0229-4

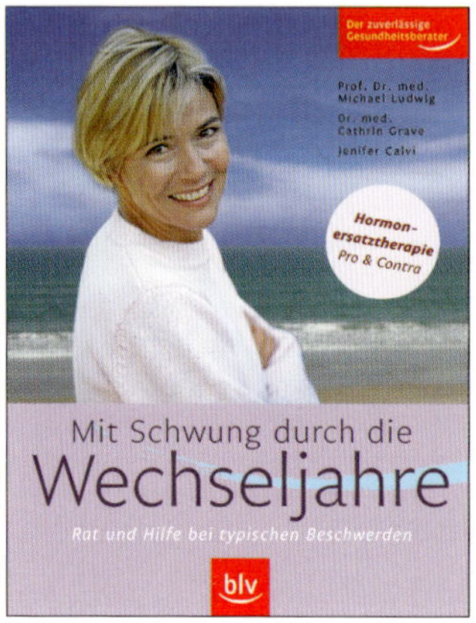

Valeria Füchtner/Helga Petres
Kinesiologie
Die ideale Kombination aus Grundlagen der Traditionellen Chinesischen Medizin mit Ergebnissen neuester Stress- und Gehirnforschung: einfache Übungen zur sanften Selbstbehandlung, die den Energiefluss im Körper angeregen, Blockaden lösen und Selbstheilungskräfte aktivieren.
ISBN 978-3-8354-0250-8

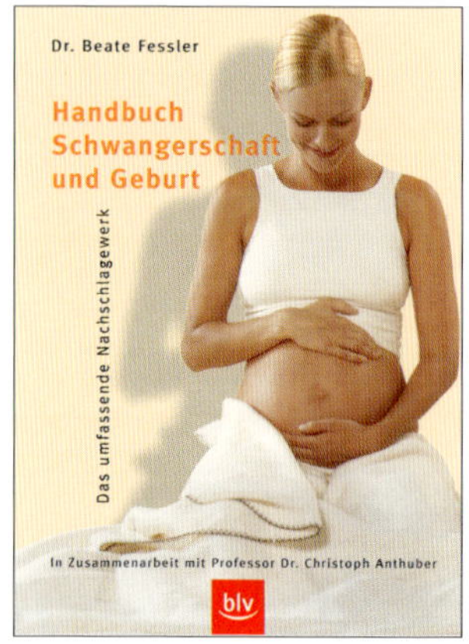

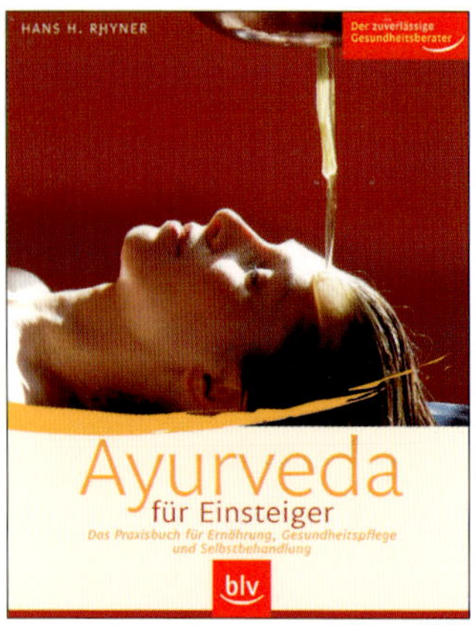

Hans H. Rhyner
Ayurveda für Einsteiger
Die Basics der ältesten überlieferten Heilkunst: einfache Behandlungen, auch für Einsteiger leicht selbst anwendbar; Ernährung, Gesundheitspflege und Selbstbehandlung häufiger Beschwerden.
ISBN 978-3-8354-0249-2

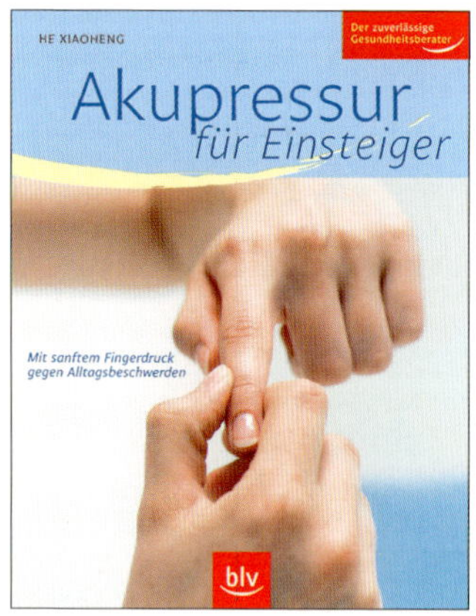

Xiaoheng He
Akupressur für Einsteiger
Effektiv und ohne Nebenwirkungen: Alltagsbeschwerden von A – Z mit sanftem Fingerdruck selbst behandeln; Extra: 4 Kurzprogramme für Anti-Aging, Immunstärke, Raucherentwöhnung und innere Harmonie.
ISBN 978-3-8354-0251-5

BLV Buchverlag GmbH & Co. KG
Lektorat · Lothstraße 19
80797 München
Postfach 40 02 20
80702 München
Telefon 089/12 02 12-0 · Fax -121
E-mail: blv.verlag@blv.de